L'INTOXICATION ALCOOLIQUE EXPÉRIMENTALE

ET

LA CIRRHOSE DE LAËNNEC

(Étude expérimentale, anatomo-pathologique et clinique.)

PAR

Le Dr Ad. LAFFITTE

Interne lauréat des hôpitaux
Membre de la Société anatomique

PARIS
G. STEINHEIL, ÉDITEUR
2, RUE CASIMIR-DELAVIGNE, 2

1892

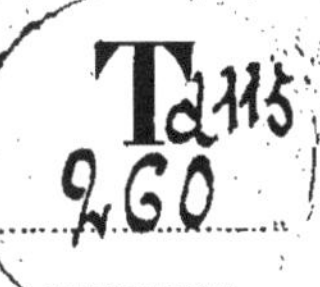

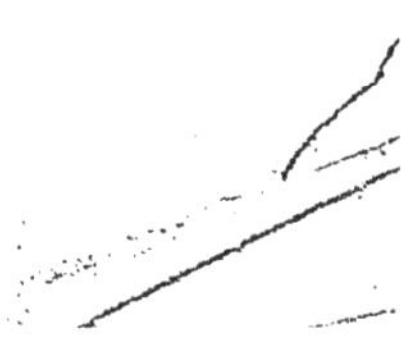

L'INTOXICATION ALCOOLIQUE EXPÉRIMENTALE

ET

LA CIRRHOSE DE LAËNNEC

(Étude expérimentale, anatomo-pathologique et clinique.)

IMPRIMERIE LEMALE ET Cie, HAVRE

L'INTOXICATION ALCOOLIQUE EXPÉRIMENTALE

ET

LA CIRRHOSE DE LAËNNEC

(Étude expérimentale, anatomo-pathologique et clinique.)

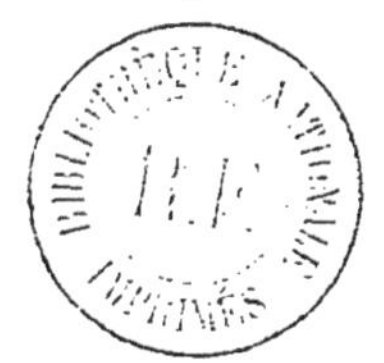

PAR

Le D^r Ad. LAFFITTE

Interne lauréat des hôpitaux
Membre de la Société anatomique

PARIS

G. STEINHEIL, ÉDITEUR

2, RUE CASIMIR-DELAVIGNE, 2

1892

L'INTOXICATION ALCOOLIQUE EXPÉRIMENTALE

ET

LA CIRRHOSE DE LAËNNEC

(Étude expérimentale, anatomo-pathologique et clinique.)

AVANT-PROPOS

La pathologie expérimentale s'est occupée dans ces dernières années de reproduire chez l'animal les lésions de la cirrhose de Laënnec. Comme l'alcoolisme se retrouve avec une extrême fréquence parmi les antécédents des cirrhotiques, c'est l'alcool qu'on a fait ingérer aux animaux dans l'espoir de provoquer l'hépatite caractéristique.

Les résultats de l'expérimentation n'ont pas été assez concluants pour qu'il fût inutile de recommencer de pareilles recherches. Quelques observations qui nous sont personnelles et nos lectures nous ont fait douter que l'alcool seul pût tout expliquer; mais, afin de pouvoir nous prononcer en connaissance de cause, nous avons voulu expérimenter les effets de l'alcoolisme chronique sur les animaux. Ces effets, comme on le verra plus loin par ce mémoire, nous ont paru s'écarter sensiblement de l'hépatite atrophique, du moins chez le lapin, animal qui a servi à nos expériences. L'alcool, sous ses différentes formes (eau-de-vie, vin, absinthe), ne nous paraissant donc pas être une cause suffisante dans tous les cas, nous avons recherché si quelque autre intoxication ne venait pas y joindre son effet; et, comme l'intoxication par le plomb est fréquente, que ce métal pénètre dans l'économie sous beaucoup de formes, que ses effets délétères passent souvent inaperçus à une observation superficielle, nous avons cherché quels étaient les effets de l'intoxication saturnine sur le foie. On verra les résultats de nos expériences sur ce point, ainsi que quelques observations de cirrhose atrophique qui ne paraissent relever que de cette intoxication.

Il résultera de notre étude que l'alcoolisme qu'on regarde comme une condition pathogénique si nécessaire de la cirrhose de Laënnec, a provoqué chez nos animaux des lésions constantes qui ne sont pas celles de cette hépatite, et qu'enfin, la cause de cette cirrhose est obscure dans un grand nombre de cas.

Nous diviserons notre travail en *quatre chapitres :*

Dans le *premier*, nous exposerons l'historique de la question jusqu'à nos propres recherches;

Dans le *deuxième*, nous donnerons le détail de nos expériences, et nous développerons le tableau général de l'intoxication alcoolique expérimentale ;

Dans le *troisième*, nous comparerons les travaux de nos devanciers aux nôtres, et nous montrerons les différences de la cirrhose de Laënnec avec les lésions du foie alcoolique expérimental ;

Dans le *quatrième*, enfin, nous aborderons l'étiologie de la cirrhose atrophique.

Notre excellent maître, M. le Dr Lancereaux nous a facilité notre tâche en mettant à notre disposition son laboratoire ; nous tenons à lui exprimer toute notre gratitude. — Nous sommes doublement reconnaissants à notre cher maître, M. le professeur Proust, de nous avoir accepté comme interne et de nous avoir fait l'honneur de présider cette thèse. — MM. Cornil, Moisard, Chauffard et Pozzi ont droit à toute notre reconnaissance pour leurs leçons et pour l'amitié qu'ils nous ont montrée. — Nous nous souviendrons des conseils et de la sympathie que nous avons trouvés dans nos autres maîtres, MM. Lecorché, Oulmont, Mesnet, Picqué, Mathieu, Josias.

CHAPITRE PREMIER

HISTORIQUE

La coïncidence des affections du foie avec l'abus des boissons spiritueuses est signalée par les plus anciens auteurs, et le Dr *Françon* (1), dans sa thèse, relève avec une scrupuleuse exactitude les observations où cette coïncidence est notée.

Mais l'étude expérimentale de l'hépatite alcoolique est de date récente. Nous examinerons en détail les expériences des auteurs qui nous ont précédés, et qui sont d'ailleurs peu nombreuses. Il nous semble utile d'examiner le mode d'opérer qu'ils ont choisi, l'animal dont ils se sont servis, la nature des liquides qu'ils ont fait ingérer, la durée des expériences. Tous ces points sont du plus haut intérêt : car pour pouvoir comparer des résultats, il faut que le mode d'expérimentation soit analogue. Peut-être arriverons-nous à expliquer ainsi des différences qui paraissent très marquées au premier abord.

Dahlstrom (2), cité par *Ruge* (3), aurait l'un des premiers provoqué l'intoxication alcoolique expérimentale sur le chien. Il a donné tous les jours, pendant huit mois, six onces d'alcool à ses animaux. A l'autopsie, il a trouvé simplement des lésions légères de la muqueuse de l'estomac, du nez, des bronches et de la trachée ; il signale de plus une exsudation légère de liquide entre la dure-mère et la pie-mère, au cerveau comme à la moëlle.

Duchek (4) a alcoolisé des chiens pendant un temps qui a varié

(1) FRANÇON. *Des hépatites chroniques et de leur traitement*. Th. de Lyon, 1888.

(2) DAHLSTROM. *Alkoholismus chronicus*. Leipzig et Stockholm, 1852.

(3) P. RUGE. Influence de l'alcool sur l'organisme. *Virchow's Archiv.*, XLIX, p. 237, janvier 1870.

(4) DUCHEK. Alkohol im thierischen organismus. *Prager Vierteljahrsschr.*, 1853.

entre 42 et 93 jours ; il dit n'avoir rien trouvé de particulier à l'examen anatomique.

Lallemand, *Perrin* et *Duroy* (1) sont les premiers, en France, qui aient provoqué l'alcoolisme expérimental sur le chien. Mais leur but était différent du nôtre. Ils cherchaient les modifications que subit l'alcool en traversant l'économie et les divers émonctoires qui lui livrent passage : le cerveau et le foie sont les deux organes où l'accumulation se fait plus spécialement. On trouve peu de renseignements sur l'état des viscères, et en particulier sur les modifications du foie et de l'estomac.

Kremiansky (2) expérimenta pendant un temps qui varia de 1 à 4 mois avec des doses d'alcool qu'il éleva progressivement de 1 à 6 onces. Il a noté plusieurs fois une dégénérescence graisseuse du cœur, une fois des traces d'athérome sur l'aorte, près des valvules, enfin, de légères lésions du rein et du foie. Presque toujours existaient simultanément des lésions de pachyméningite hémorrhagique.

M. *Magnan* (3) communique le 14 novembre 1869 à la Société de biologie, l'observation d'un chien intoxiqué par l'alcool, et à l'autopsie duquel il trouva le foie jaunâtre et graisseux ; l'estomac était ratatiné, épaissi ; sa muqueuse était rouge brun, tapissée par un mucus épais, gluant, vitreux, strié de sang et présentant des ulcérations grisâtres.

Dans un mémoire inséré dans les *Archives de physiologie*, le même auteur (4) rapporte de nouvelles observations. Un chien terrier, âgé de 2 mois, vigoureux, est intoxiqué avec de l'alcool trois-six du commerce. Cet alcool est mélangé aux aliments à la dose de 25 grammes, élevés progressivement à 40 grammes par jour. Quelques jours de repos ont été ménagés durant l'expérience qui a été commencée le 1er décembre 1869 et finie le 17 mai 1870. A l'autopsie, le foie était jaunâtre, parsemé de points plus foncés qui, examinés au microscope, sont

(1) LALLEMAND. PERRIN et DUROY. *Du rôle de l'alcool et des anesthésiques dans l'organisme. Recherches expérimentales.* Paris, 1860.

(2) KREMIANSKY. De la pachyméningite hémorrhagique interne chez l'homme et chez le chien. In *Virchow's Archiv.*, XLII, p. 129, 1868.

(3) MAGNAN. De l'action prolongée de l'alcool chez un chien. In *Compt. rend. et Mém. de la Soc. de biologie*, 1869.

(4) MAGNAN. Recherches de physiologie pathologique avec l'alcool et l'essence d'absinthe. Epilepsie. *Arch. de phys*, 1873, p. 115-142.

le siège d'une dégénérescence graisseuse déjà bien accusée. Les reins sont jaunâtres au niveau de la couche corticale et des prolongements entre les pyramides. La rate paraît normale. L'estomac offre à sa surface un mucus visqueux, très abondant, adhérent; la muqueuse en est épaissie mais non ulcérée.

Plus loin, parlant des lésions rencontrées sur d'autres animaux, il ajoute: « Le foie devient le siège d'une dégénérescence graisseuse au « bout de deux mois d'empoisonnement alcoolique avec des doses « toxiques un peu élevées. Cet organe est généralement jaunâtre, « parsemé de points plus foncés. Une coupe fine placée sous le mi-« croscope se montre généralement opaque au niveau des points plus « jaunes et transparente dans les autres parties. Les cellules, dans « ces portions opaques, ont perdu leur forme ; elles sont tuméfiées, « arrondies et infiltrées de granulations et de taches de graisse ». Il rappelle que cette dégénérescence graisseuse a été signalée par plusieurs expérimentateurs ; pas plus que ceux qui l'ont précédé, il n'a pu trouver de traces de sclérose. Faisant remarquer le temps relativement court pendant lequel l'expérimentation a été poursuivie, il se demande si le foie, dégénéré en graisse dès le début, ne pourrait devenir, sous l'influence plus continue de l'alcool, le siège d'une irritation plus intense, et par suite d'une sclérose.

Les reins, suivant M. *Magnan*, sont aussi atteints de dégénérescence graisseuse. Leur surface reste lisse et unie ; la substance corticale et ses prolongements offrent une teinte jaunâtre plus ou moins accusée avec des striations plus jaunes. Au microscope, on voit les tubuli légèrement tuméfiés, un peu troubles, remplis d'épithélium granulo-graisseux.

En résumé, M. *Magnan* (1) a produit de la gastrite alcoolique avec ulcérations et hémorrhagies, de la dégénérescence graisseuse du foie sans trace de sclérose, de la dégénérescence graisseuse du rein. Sur le foie, en particulier, le processus a été nettement cellulaire, parenchymateux.

P. Ruge (2) a expérimenté sur des chiens et des lapins. Aux chiens il introduisait de l'alcool dans l'estomac au moyen de la sonde. Il

(1) MAGNAN. *De l'Alcoolisme. Des diverses formes de délire alcoolique et de leur traitement.* Paris, 1874.

(2) P. RUGE. *Loc. cit.*

élevait progressivement la dose, commençant par 10 cent. cub. jusqu'à 80, donnés en une seule fois. L'alcool était étendu de deux fois son volume d'eau.

La plupart des animaux ne furent conservés que quelques jours ou quelques semaines ; la plus longue durée de l'expérience fut de trois mois.

Du côté de l'estomac, il observe une injection de la muqueuse, tantôt généralisée, tantôt limitée à la grande courbure, tantôt disséminée par plaques. Une fois, il trouva de véritables ecchymoses. Le foie était souvent graisseux ; d'ordinaire, la dégénérescence graisseuse était limitée au centre de l'acinus ; rarement elle était étendue à l'acinus entier. Chose remarquable, cette altération était bien plus marquée chez les chiens qui étaient morts de bonne heure que chez ceux qui avaient eu de l'alcool plus longtemps.

M. *Z. Pupier* (de Vichy) (1) a choisi comme réactifs le poulet et le lapin, auxquels il a fait ingérer du vin blanc, du vin rouge, de l'alcool, de l'absinthe. Ceux qui absorbaient du vin, rouge ou blanc, ont présenté (poulets) une hypertrophie énorme de la crête, dont les papilles vasculaires étaient si développées qu'elles recouvraient les yeux.

La deuxième série porte sur huit poulets qu'il a soumis, les uns au régime de l'absinthe, les autres au vin blanc, d'autres au vin rouge. Les animaux étaient dans des cages spacieuses, bien aérées et bien éclairées. La durée de l'expérience a varié de 4 mois 1/2 à 10 mois. Quelques poulets furent sacrifiés ; d'autres moururent par les progrès de l'intoxication, très amaigris.

Enfin, la troisième série comprend 5 lapins de sept mois qui sont soumis à l'absinthe, au vin blanc, au vin rouge et à l'alcool. La mort est survenue entre quelques jours et 3 mois.

Les résultats les plus caractéristiques ont été fournis par les animaux de la deuxième série. Le poulet intoxiqué par l'absinthe est mort avec une émaciation extrême ; les muscles sont très atrophiés et réduits à leur gaine. Le foie est dur, résistant, paraît diminué de volume. Les deux faces sont inégales et présentent des dépressions

(1) Z. PUPIER. Démonstration expérimentale de l'action des boissons dites spiritueuses sur le foie. Note présentée par M. CLAUDE BERNARD à l'*Académie des sciences*, 27 mai 1872.

blanchâtres entourées de parties rouge-brun. L'examen microsco pique a révélé « une dilatation considérable des vaisseaux remplis d granulations qui s'épanchent à la périphérie des lobules; compressio et dégénérescence extrême des cellules hépatiques». Le poulet intoxi qué par le vin rouge a des muscles pâles, décolorés. Le foie est jaun clair, pâteux et huile le couteau. Au microscope « les cellules hépa tiques sont considérablement agrandies, plus rondes qu'à l'état nor mal et remplies de fines granulations analogues à celles qu'on observ dans l'inflammation parenchymateuse au début; çà et là de grosse gouttelettes graisseuses ».

Le poulet soumis au vin blanc avait des muscles normaux et l pannicule adipeux sous-cutané conservé. « Le foie, assez volumineux est ratatiné à sa face inférieure et au niveau des bords. Sur des cou pes histologiques, ce qui frappe, c'est la dilatation vasculaire offran trois ou quatre fois les dimensions ordinaires par rapport aux cellule qui ont subi une dégénération atrophique. »

Le lapin soumis à l'alcool n'offre pas d'altération interstitielle du foie Les cellules semblent altérées et contiennent deux ou trois noyaux Autour des canaux biliaires, on voit des noyaux plus abondants qu normalement dans le tissu conjonctif.

Ces expériences de M. *Pupier* sont intéressantes bien qu'incom plètes et présentées d'une façon un peu diffuse. L'auteur en tire le conclusions suivantes: « Il nous semble que l'absinthe porte sa lésio primitive sur le stroma, sans toutefois produire de tissu conjoncti nouveau ni la sclérose des parois vasculaires. Cette néoplasie entrevu n'a pas été confirmée. Quant au vin rouge, au vin blanc, à l'alcool leur lésion porterait plutôt sur le plasma, le parenchyme hépatique. » L'auteur ajoute d'ailleurs à la fin de sa note que ses interprétation restent suspendues jusqu'à ce que de nouveaux résultats lui permet tent d'être plus affirmatif.

Au Congrès de Lyon (1872), M. *Pupier* (1) rappelle son travai antérieur; il le complète et annonce que de nouveaux examens micros copiques le rendent moins affirmatif en ce qui regarde l'absinthe, « l production de la cirrhose par l'absinthe ne paraissant pas démon trée ». Il n'a vu dans ce cas qu'une dégénérescence extrême des cel

(1) Z. Pupier. *Congrès médical* tenu à Lyon, 1872, séance du 22 septembre.

lules hépatiques pleines de globules blancs, sans prolifération du tissu conjonctif.

Dans un article plus récent (1), le même auteur publie ses expériences qui jusque-là étaient restées inédites, et entre dans quelques détails. Nous voyons que les doses d'alcool ont été minimes, 2 gr. 30 par kilogramme d'animal, que la survie n'a pas été très longue. Quoi qu'il en soit, voici les conclusions de l'auteur :

L'absinthe alcoolée donne une hépatite interstitielle avec néoformation du tissu conjonctif qui étouffe la cellule et constitue la cirrhose.

Le vin rouge donne une hypertrophie des cellules hépatiques distendues par des granulations et des gouttelettes graisseuses sans épaississement du réseau vasculaire.

Le vin blanc agit sur la cellule ; celle-ci est comprimée, atrophiée ; d'où la production d'une cirrhose secondaire par l'envahissement du rete non hypertrophié (?) Double serait la lésion interstitielle et parenchymateuse. La différence avec l'absinthe consiste en ce que celle-ci produit sa lésion primitive sur le stroma.

L'alcool absolu donne une hépatite interstitielle par places, avec cellules plus ou moins atrophiées dans ces points et épaississement du réseau vasculaire. La lésion cirrhotique est beaucoup moins marquée que pour l'absinthe alcoolée.

Nous verrons plus loin, quand nous ferons la critique de ces expériences, ce qu'il faut en penser, et si les conclusions annoncées par l'auteur découlent des faits qu'il rapporte.

Les expériences de MM. *Dujardin-Beaumetz et Audigé* (2) ont une grande importance, tant par leur multiplicité que par leur longue durée. Elles n'étaient pas instituées seulement pour étudier l'action de l'alcool sur le foie, mais aussi pour se rendre compte de ses effets généraux sur l'économie.

18 porcs furent observés et divisés en deux séries : la première, composée de 10 animaux, fut mise en expérience le 1er juillet 1879, la deuxième six mois après. Les diverses espèces d'alcools étaient mé-

(1) *Le même.* Action des boissons alcooliques sur le foie. In *Arch. de physiologie*, mai 1888, p. 417-444.

(2) DUJARDIN-BEAUMETZ et AUDIGÉ. Recherches expérimentales sur l'alcoolisme chronique. In *Bull. Acad. méd.*, 1884, p. 471.

langées à la nourriture ordinaire, son, farine, pommes de terre ; et leur ingestion était d'ordinaire bien supportée. L'alcool était donné à 9 heures du matin et à 5 heures du soir.

Les différentes espèces d'alcools furent employées : alcool éthylique pur à 100° ; alcool de pommes de terre ; alcool de betterave ; alcool méthylique du commerce, essence d'absinthe et liqueur d'absinthe.

La dose quotidienne varia entre 1 gr. et 1 gr. 10 d'alcool par kilogr. d'animal. Chaque animal ayant un poids moyen de 200 kilogr. c'était environ 200 grammes d'alcool qu'il absorbait par jour.

Les expériences furent ainsi menées jusqu'au 20 juillet 1882, avec les intermittences nécessitées par l'état de maladie des animaux.

Les autopsies furent faites sous la direction du professeur Cornil, et les examens histologiques pratiqués par lui. Voici, en résumé, les résultats de l'observation et des autopsies. Il existait peu de lésions du tube digestif. La muqueuse de l'estomac était parfois un peu plus épaisse ; la coloration violacée, au niveau des grands culs-de-sac, était parfois plus marquée qu'à l'état normal. L'examen microscopiqne ne montrait pas cependant des lésions appréciables.

Du côté du *foie*, le parenchyme hépatique était d'une friabilité remarquable et évidemment congestionné. Il n'y a jamais eu d'ascite, et l'examen histologique du foie n'y a jamais montré trace d'hépatite interstitielle. Le fait a beaucoup frappé les expérimentateurs et ils cherchent une explication. « Faut-il invoquer, pour expliquer l'absence de cirrhose, la disposition toute spéciale du foie chez le porc qui présente à l'état normal une charpente conjonctive très puissante si on la compare surtout à celle de l'homme ? Je l'ignore ; mais le fait n'en est pas moins à noter. »

Le foie a cependant été touché chez ces animaux ; car quelques-uns ont présenté pendant la vie une coloration jaune des conjonctives et du pigment biliaire dans les urines.

La nutrition a été peu troublée. Il a été possible d'engraisser les animaux, et on a été obligé de les sacrifier à cause des dépenses qu'entraînait l'expérimentation.

Nous allons maintenant rapporter dans tous leurs détails les expériences de MM. *Straus* et *Blocq* (1), tant à cause de leur ressemblance

(1) STRAUS et BLOCQ. Étude expérimentale sur la cirrhose alcoolique du foie. In *Annales de physiologie*, 1887, p. 409.

avec les nôtres qu'à cause de l'autorité qui s'attache au nom de ces auteurs.

Ils ont choisi comme animal le lapin. Pour introduire le liquide dans l'estomac, ils faisaient usage d'une sonde souple, en gomme, avec laquelle ils cathétérisaient l'œsophage. Le liquide injecté était un mélange d'alcool éthylique et amylique étendu de 3 fois son volume d'eau.

La quantité moyenne d'alcool ingérée en une seule fois était de 10 à 15 grammes par jour, ce qui correspond à peu près à 7 grammes par kilog. d'animal. Cette dose équivaudrait, chez l'homme, à 1/2 litre d'alcool absolu.

La plupart des animaux ont succombé : les uns sous l'influence du froid avec de la pneumonie, les autres par défaut d'alimentation, plusieurs à la suite d'ulcérations gastriques ; parfois quelques gouttes de liquide pénétraient dans les bronches, provoquaient une broncho-pneumonie mortelle ; enfin quelques-uns mouraient brusquement, par l'injection du liquide dans la trachée, à la suite d'une fausse manœuvre.

Parmi les animaux le plus longtemps conservés, trois sont morts vers le 3e mois ; un autre vers le 7e ; le dernier fut tué au bout d'un an.

Puis viennent les détails macroscopiques et microscopiques des autopsies.

Le foie avait d'ordinaire une apparence normale : sa surface était lisse, sans épaississement de la capsule de Glisson. Son volume n'avait pas de modifications appréciables. Chez les animaux longtemps intoxiqués, sa consistance paraissait augmentée ; à l'examen de la surface ou de la coupe, on voyait la disposition acineuse plus marquée qu'à l'état normal.

Le péritoine n'a jamais été épaissi ; il n'y a jamais eu d'obstacle à la circulation porte, ni d'ascite.

Le début des lésions appréciables au microscope se fait vers le troisième mois. Il se produit dans les espaces portes, autour des vaisseaux sanguins et biliaires, une infiltration de cellules embryonnaires bien marquée surtout au niveau des rameaux de dernier ordre.

Les lésions progressent avec le degré de l'intoxication. Sur le foie d'un animal mort après 7 mois 1/2, presque tous les acini sont circonscrits par une couronne complète d'éléments embryonnaires qui s'accumulent dans les espaces plutôt que dans les fentes. Ce travail de cirrhose est surtout monolobulaire. C'est autour des organes de l'espace porte que le travail inflammatoire est le plus intense ; des manchons leucocytiques les entourent, et ils sont aussi abondants autour du rameau porte qu'autour du capillaire biliaire, sans qu'il soit possible de trouver une systématisation quelconque. L'infiltration embryonnaire se poursuit dans les fentes sous forme de traînées d'inégal volume, constituées par quelques cellules embryonnaires et quelques fibrilles conjonctives. Toute la gaine de Glisson est soumise à ce processus irritatif; mais il est beaucoup plus intense au niveau des rameaux de petit volume qu'autour des gros canaux portes.

Jamais il n'a été possible de constater un travail d'organisation fibreuse, même chez les animaux qui ont été le plus longtemps conservés.

La veine sus-hépatique a été trouvée constamment indemne, sans la moindre trace d'endo ou de périphlébite.

Les cellules hépatiques se colorent bien ; il n'y a pas d'infiltration graisseuse, pigmentaire ou biliaire.

Les lésions ci-dessus décrites règnent dans toute l'étendue du foie, mais surtout au niveau du bord tranchant, sous la capsule de Glisson et dans le lobe gauche.

Les altérations de l'estomac ont été fréquentes et souvent profondes. Quand les animaux avaient succombé rapidement, la muqueuse était rouge, recouverte d'un mucus sanguinolent, avec de petites érosions superficielles et des plaques ecchymotiques. Parfois de larges zones noires étaient entourées par de fortes bandes d'hyperhémie. On a trouvé dans quelques cas de vraies ulcérations superficielles à bords irréguliers, à fond grisâtre, d'aspect diphtéroïde. Dans un cas, enfin, on a observé un petit foyer phlegmoneux du volume d'un haricot, sous-muqueux, et formé par du pus concret. Ces lésions étaient diffuses, mais occupaient de préférence la grosse tubérosité et la partie moyenne de l'estomac.

Quand les lésions étaient plus anciennes, il n'existait d'ordinaire ni érosions ni ulcérations, mais un épaississement total de la paroi gastrique.

La muqueuse était relativement pâle avec des zones d'hyperhémie, mamelonnée et tomenteuse par places. En quelques points, elle était gris foncé, ardoisée, et souvent recouverte par un enduit muqueux abondant, parfois noirâtre. La sous-muqueuse et la musculeuse étaient épaissies, de sorte que la paroi gastrique avait environ le double de son volume normal. Au microscope, il s'agit d'une gastrite scléreuse extrêmement prononcée ayant débuté par la superficie, où les lésions sont plus accusées, pour gagner la profondeur, montrant ainsi que le processus est directement lié à l'imbibition des tissus par l'alcool.

Tirant des conclusions de leurs expériences, MM. *Straus* et *Blocq* disent qu'ils ont produit une lésion systématique, une hépatite interstitielle débutant par l'espace porte, envahissant graduellement toute la périphérie du lobule et respectant la veine centrale. « C'est une cirrhose naissante annulaire, périlobulaire et monolobulaire. »

Plus loin, ils font ressortir l'intégrité parfaite du système veineux sus-hépatique, et critiquent les vues de M. *Brieger* et celles de M. *Sabourin* sur la cirrhose bi-veineuse.

Enfin, sous forme de résumé, ils ajoutent : « L'alcool longuement ingéré provoque, en même temps qu'une gastrite chronique intense, des lésions du foie nettement systématisées dans la gaine de Glisson. Malgré la durée relativement longue de nos expériences, et la vigueur avec laquelle l'alcoolisation a été poussée, ces lésions n'ont pas dépassé la phase initiale, embryonnaire de la cirrhose. »

Les expérimentateurs suivants, en intoxiquant les animaux, avaient surtout en vue les modifications que l'alcoolisme fait subir au système nerveux. Aussi les lésions du foie sont-elles passées sous silence ou seulement brièvements indiquées.

MM. *Mairet* et *Combemale* (1) étudient dans une première communication à l'Académie des sciences l'influence dégénérative de l'alcool sur la descendance. Ils intoxiquent pendant plusieurs mois une chienne avec la liqueur d'absinthe du commerce et provoquent un accouplement avec un chien sain. Elle met bas 3 chiens qui présentent des malformations diverses (pied bot, atrophie des orteils, gueule de loup, persistance du trou de Botal, atrophie du train postérieur).

Dans une deuxième communication, ils rapportent des expériences faites encore avec le chien : le toxique employé était l'alcool pur introduit par la sonde œsophagienne. Certains animaux sont conservés

(1) MAIRET et COMBEMALE. *Bullet. de l'Acad. des Sciences*, 1888, p. 757 et 871.

jusqu'au 7e et même 11e mois et présentent des hallucinations, des troubles musculaires d'ordre ataxique et paralytique qui débutent par l'arrière-train et se généralisent ensuite.

Voici les résultats de quelques autopsies : Le cœur était dans quelques cas hypertrophié et dégénéré, dans d'autres intact. Au niveau des valvules il existe un aspect framboisé, villeux, avec un léger épaississement rougeâtre, surtout au niveau du bord libre. Ces lésions portaient constamment et parfois exclusivement sur le cœur droit. Les poumons étaient congestionnés par îlots, parfois ecchymosés et œdématiés. L'estomac était souvent dilaté avec une muqueuse recouverte par des mucosités adhérentes. Le foie était considérablemen augmenté de volume, et présentait une dégénérescence surtout graisseuse. La rate était ordinairement saine. Les reins étaient volumineux, noirâtres, envahis par la sclérose.

Ces résultats, tout incomplets qu'ils soient au point de vue qui nous intéresse, montrent cependant que le foie a présenté une lésion cellulaire, et que le stroma n'a pas été atteint, car nous interprétons dans un sens négatif le silence que gardent les auteurs sur ce point.

F. Strassmann (1) a fait des expériences sur 12 chiens avec de l'alcool pur ou impur à 32 0/0. Chaque animal reçut progressivement une fois par jour de 10 à 22 cent. c. par kilog. de son poids. Les animaux présentèrent des convulsions, des paralysies du train postérieur, du tremblement, de l'affaiblissement de l'intelligence. Les lésions anatomiques les plus constantes furent le catarrhe chronique de l'estomac, et la dégénérescence graisseuse de la cellule hépatique.

Nous citerons enfin les expériences de M. *Laborde* (2), de MM. *Cadéac* et *Meunier* (3) qui étudient l'action des essences contenues dans la liqueur d'absinthe ou dans le vulnéraire. Leurs résultats sont très intéressants au point de vue de la pathologie nerveuse ; mais la réaction du foie en présence de ces toxiques n'est pas indiquée par ces expérimentateurs.

(1) STRASSMANN. *Viertelj. f. gerichtl Med. und œffentl. Sanit.*, XLIX, p. 252, 1888.
(2) LABORDE. *Acad. de méd.*, 1890.
(3) CADÉAC et MEUNIER. *Soc. de biologie*, 21 mars, 18 avril, 20 juin 1891.

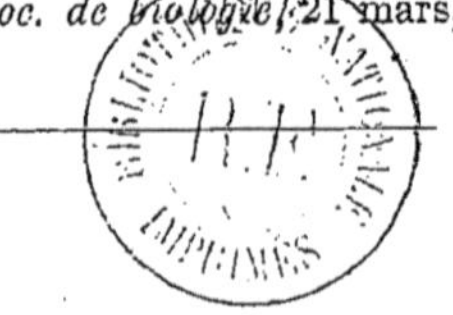

CHAPITRE II

Expérimentation.

A. — EXPÉRIENCES PERSONNELLES

Nous décrirons en détail notre façon de procéder ; car la manière dont on fait absorber le toxique nous paraît avoir une influence majeure sur les résultats obtenus.

Nous avons choisi le lapin parce qu'il est facile à manier, que son tube digestif et son système porte se rapprochent beaucoup de ceux de l'homme, et qu'après une certaine accoutumance il avale facilement le liquide, vin ou alcool, mélangé aux aliments. La structure de son foie se rapproche sensiblement de celle du foie humain, surtout quant à la distribution du tissu conjonctif porte et périlobulaire, de sorte que les lésions peuvent être comparées. D'un autre côté, l'estomac du lapin renferme presque toujours une quantité notable de matières alimentaires en voie de digestion ; le contact des liquides alcooliques avec la muqueuse gastrique est moins irritant et plus lent.

D'ailleurs, et le fait a son importance, le tissu conjonctif du foie du lapin s'enflamme avec assez de facilité et spontanément. M. *Malassez* (1), dans une étude sur la psorospermose du lapin domestique, signale la présence de coccidies dans l'épithélium des canalicules biliaires ; l'épithélium irrité végète et affecte alors une ressemblance remarquable avec l'épithélioma. A un stade plus avancé, les coccidies ne sont plus reconnaissables ; elles siègent en plein tissu conjonctif ; elles s'enkystent dans des sortes de loges fibreuses et provoquent un épais-

(1) MALASSEZ. Note sur la psorospermose du lapin domestique. In *Archiv. de médecine expériment*, janvier 1861.

sissement du stroma. Des faits analogues avaient déjà été vus et décrits par MM. *W. Nicati* et *Richaud* (1).

Puisque la trame conjonctive du foie du lapin s'enflamme parfois spontanément, donnant lieu à une variété de cirrhose, il est probable qu'elle s'enflammera aussi sous l'influence de l'alcool, si celui-ci est une cause de prolifération conjonctive. Cette observation nous a décidé dans le choix de l'animal.

Nous avons pris des animaux jeunes, n'ayant pas plus de 8 mois au début de l'expérience. Leur poids, comparable, variait autour de deux kilogr. Nous les choisissions vigoureux et gras dans l'espoir qu'ils supporteraient plus facilement une intoxication de longue durée. Les mâles ont été presque exclusivement utilisés ; car lorsque les femelles sont dans la période de lactation, il existe des gouttelettes de graisse dans les cellules hépatiques : l'examen microscopique aurait pu ainsi induire en erreur. Il importe beaucoup, pour avoir des résultats probants, de choisir des animaux jeunes ; car chez les lapins vieux, il existe un épaississement normal de la trame conjonctivo-vasculaire du foie qui, si l'on n'était prévenu, pourrait faire croire faussement à des phénomènes irritatifs.

Les animaux étaient exposés à l'air et au soleil et mis dans de bonnes conditions hygiéniques. Chacun avait sa cage séparée, de façon qu'il absorbât à lui seul la quantité de liquide préparée. Pendant l'hiver, ils ont été enfermés dans une pièce vaste, aérée et chauffée au gaz. Quand le froid est rigoureux, les lapins alcoolisés succombent avec la plus grande facilité, si l'on n'entretient pas autour d'eux une température convenable.

Nos expériences portent sur 34 animaux. Les uns, les plus nombreux, ont reçu un mélange de vin et d'alcool éthylique progressivement croissant, les autres de l'alcool seulement, d'autres seulement du vin ; un enfin a été empoisonné par l'absinthe. Quatre ont été soumis à l'intoxication saturnine.

L'alcool employé a été l'alcool éthylique à 95° (2). Il a été donné à doses variables ; on commençait par 5 cent. cubes par jour pour aller jusqu'à 25. Cette dernière dose a été rarement dépassée. Le vin était

(1) W. Nicati et A. Richaud. Recherches sur la cirrhose biliaire du lapin domestique. In *Archiv. de physiologie*, 1880, p. 503, 520.

(2) M. le Dr Villejean, pharmacien de l'Hôtel-Dieu, a bien voulu pratiquer l'ana-

ce liquide de basse qualité que l'on achète au litre chez les débitants et qu'ils vendent au verre. On commençait par donner 50 c. c. pour s'élever progressivement jusqu'à 200-250 c. c. Quand on le donnait mélangé à l'alcool, on ne dépassait guère la dose quotidienne de 120 cent. c. de vin et de 15 cent. c. d'alcool à 95°.

Nous avons une fois employé l'absinthe. Le liquide dont nous nous sommes servi est cette liqueur que l'on vend sous le nom d'absinthe suisse et qu'on débite à vil prix dans les bars publics. Elle contient, non seulement de l'essence d'absinthe, mais aussi de l'essence d'anis, d'hysope, de sauge, de badiane, de fenouil, etc. Nous avons pensé que nous nous rapprochions plus de la réalité en nous servant de la liqueur même dont usent les ouvriers parisiens qu'en faisant ingérer de l'essence d'absinthe pure. Nous n'avons jamais dépassé la dose de 40 cent. c. Cette dose est énorme, si nous en jugeons par les phénomènes réactionnels qu'elle provoque. Enfin, quand nous avons expérimenté avec le plomb, nous avons donné du blanc de céruse à la dose de 3 à 6 grammes par jour, mélangé aux aliments.

Dans nos premiers essais, nous avons pratiqué l'introduction du liquide dans l'estomac au moyen d'une sonde en gomme à bout olivaire, souple et flexible. Cette méthode a plusieurs inconvénients : d'abord la difficulté qu'on a à introduire la sonde dans l'estomac de certains animaux indociles ; puis la facilité avec laquelle on peut faire fausse route, pénétrer dans la trachée et les bronches et provoquer un pneumothorax mortel. D'autres fois on ne perfore pas la plèvre, mais on injecte le liquide dans la trachée, la mort arrive brusquement après quelques bonds convulsifs. On comprend combien il est fâcheux de perdre par une simple maladresse un animal qu'on conservait depuis longtemps déjà. Enfin, le reproche le plus important que nous adres-

lyse chimique de l'alcool dont nous nous sommes servi. Voici la note qu'il nous remise :

Pour 1 kilogr. de l'alcool analysé (alcool éthylique) :

Alcool à 95°	996 gr.
Aldéhyde	0 gr. 040
Éthers (acétique et autres)	0 gr. 35
Alcools propylique / » isobutylique / » amylique	3 gr. 20
Furfural. Alcaloïdes divers (pyridine) (collidine)	Traces

sons à la méthode de la sonde, c'est qu'elle provoque des lésions congestives et ulcéreuses de l'estomac très profondes, dues à l'action de l'alcool injecté en une seule fois et au frottement de la sonde contre la muqueuse. Nous pensons qu'il y a là une cause d'erreurs pour l'interprétation des phénomènes irritatifs que l'on trouve parfois dans le foie des animaux.

Voulant éviter surtout cette dernière critique à nos expériences nous avons mélangé le liquide — vin ou alcool — à du son que nous donnions le matin, à jeun, à nos animaux. Nous tenions compte de la durée plus longue de l'ingestion et de l'évaporation qui se produisait ; aussi donnions-nous des doses beaucoup plus élevées que si nous avions fait usage de la sonde. Les animaux acceptent assez difficilement le mélange au début ; l'odeur alcoolique provoque des éternuements ; ils s'éloignent de la pâtée. Mais il suffit de supprimer toute alimentation étrangère pour que, poussés par la faim, ils surmontent leur répugnance. Il était rare qu'au bout d'un septénaire, la pâtée ne fût pas acceptée et rapidement absorbée, parfois en moins d'une heure. Au bout de quelque temps l'accoutumance est faite et les animaux avalent le mélange alcoolique avec avidité. Il nous a été impossible de faire absorber l'absinthe par ce procédé ; l'animal s'est refusé obstinément à manger. Force nous a été dans ce cas de faire usage de la sonde gastrique.

L'administration des liquides alcooliques a été faite en général sans interruption. Cependant, quand les animaux maigrissaient trop rapidement, que le ventre se ballonnait et qu'ils avaient de l'entérite, on suspendait l'expérience pendant quelques jours pour la reprendre bientôt.

Un autre avantage de l'administration de l'alcool mélangé aux aliments, c'est l'intensité moindre des phénomènes réactionnels immédiats. Quand on emploie la sonde, les animaux ont une courte période d'excitation, sont agités et sautent ; bientôt le coma apparaît, durant de 6 à 18 heures, de sorte que l'alimentation en souffre et que l'amaigrissement fait de rapides progrès. Au contraire, quand on use du mélange que nous proposons, la période d'excitation est peu appréciable, et la période comateuse de courte durée, à peine 3 ou 4 heures. Il arrive un moment où, même avec de fortes doses, le coma alcoolique est supprimé, et tout se réduit à de l'apathie et à de la somnolence.

Pour nous rendre compte de l'état de nos animaux, nous avions soin de les peser environ tous les mois. Les urines étaient aussi examinées, surtout au point de vue de la présence de l'albumine.

Nous avons perdu une dizaine d'animaux qui ne comptent pas dans nos expériences. Les uns mouraient à la suite de la première dose (surtout quand nous avons employé la sonde) ; les autres succombaient rapidement par le froid ; d'autres enfin ont été tués net dès le début, à la suite de l'introduction du liquide dans les voies respiratoires.

Nous expériences définitives portent sur 23 animaux et se répartissent de la façon suivante :

Intoxication par un mélange de vin et d'alcool	.....	13
»	alcool seul	2
»	vin seul	3
»	liqueur d'absinthe	1
»	plomb (blanc de céruse)	4
		23

B. — VUE GÉNÉRALE DE L'INTOXICATION ALCOOLIQUE EXPÉRIMENTALE D'APRÈS NOS RECHERCHES

1° Signes.

La réaction immédiate de l'animal vis-à-vis du toxique varie essentiellement suivant le mode opératoire mis en usage.

Quand, se servant de la sonde, on introduit en une seule fois le liquide dans l'estomac, les phénomènes toxiques apparaissent environ au bout de 10 minutes. Les accidents commencent presque toujours par une période d'excitation. L'animal est d'abord inquiet, tourne autour de sa cage, ses oreilles se dressent, et les vaisseaux sanguins deviennent très apparents. Quand on l'approche, il fuit et cherche à se cacher. Bientôt, il saute, fait des bonds, heurte le grillage, et frappe fortement le sol de ses deux pattes de derrière. Nous n'avons jamais observé d'attaques convulsives ou apoplectiformes. Cette période est de courte durée et dépasse rarement 10 minutes. Elle peut même faire défaut, mais le fait est exceptionnel quand on a directement introduit l'alcool avec la sonde.

Bientôt apparaît la 2e période, de dépression et de coma. Elle est annoncée par la chute des oreilles, le clignement des paupières, la dépression des forces : l'animal se blottit dans un coin et ne remue que si on l'excite. Le train postérieur s'affaiblit rapidement, les pattes traînent pendant la marche, et les griffes grattent contre le sol. Les pattes de devant sont plus rarement atteintes. Enfin, la paraplégie devient complète, l'animal titube, et finit par tomber sur le flanc. Dès lors, le coma-alcoolique est complet. Quelles que soient les excitations employées, piqûre, pincement, elles ne sont pas perçues. Étendu sur le côté, dans une résolution complète, l'animal ressemble à un cadavre ; seuls les mouvements respiratoires persistent mais paraissent affaiblis. Le cœur bat avec une rapidité extrême, mais les battements sont diminués d'énergie. Le chatouillement du globe oculaire ne provoque pas de clignement réflexe, l'anesthésie est complète. Dans quelques cas rares, il y a de l'incontinence d'urine.

Cette période de coma est extrêmement variable suivant la dose toxique employée et surtout suivant la résistance individuelle de chaque lapin. Elle ne dure jamais moins d'une heure, mais elle peut se prolonger 8, 10, 12 heures et même davantage. On comprend que, dans ces cas, elle puisse être un obstacle à une alimentation régulière. Le retour à l'état normal s'annonce par l'ouverture des paupières et les mouvements de la tête, l'animal relève son museau et cherche à manger. Puis les pattes antérieures se meuvent, et dès lors l'animal essaye d'avancer ; il fait des mouvements de reptation, le train postérieur restant immobile et s'opposant à la progression. Enfin les pattes postérieures deviennent libres, l'animal se dresse, et tout rentre dans l'ordre ; il persiste parfois un certain degré d'hébétude qui peut persister pendant quelques heures.

Il est évident qu'en agissant de la sorte, on produit une intoxication alcoolique suraiguë qui ne ressemble guère à ce qui se passe chez l'homme. Le vrai buveur en effet s'enivre rarement ; il ne dépasse pas la période d'excitation, et c'est la répétition quotidienne des doses qui cause le danger.

Pour pouvoir comparer les résultats, il nous a semblé préférable d'imiter ce qui se passe chez l'homme. En donnant les boissons alcooliques mélangées aux aliments et à jeun, nous pensons nous être mis dans de meilleures conditions d'expérience. En effet, quand on donne le liquide mélangé aux aliments, l'absorption se fait d'une manière plus lente, et la réaction est moins intense. De plus, le liquide irritant étant étendu sur une large surface, ne donne pas de lésions locales, mécaniques. La période d'excitation proprement dite fait presque défaut, à peine peut-on noter une agitation légère, quelques impatiences ; cependant les vaisseaux de l'oreille se congestionnent rapidement. Une demi-heure environ après que la pâtée a été avalée, il se produit des phénomènes de dépression musculaire, l'animal fuit le jour et s'assoupit, rarement il se laisse tomber sur le flanc. L'ivresse n'est jamais complète ; il est toujours possible de faire marcher l'animal qui se défend contre la douleur. Le réflexe cornéen est toujours conservé. Le train postérieur s'affaiblit quelquefois ; mais la paraplégie n'est jamais complète. La durée de cette période ne dépasse jamais 4 heures, et souvent tout est terminé au bout d'une demi-heure. Il semble que l'absorption de l'alcool se faisant plus lentement, l'accumulation soit moindre et l'élimination plus facile. Un fait qui a son importance, c'est qu'on peut donner des doses relativement plus fortes que lorsqu'on fait usage de la sonde, sans provoquer de désordres aussi considérables.

Les *troubles gastriques* sont très marqués quand on fait usage de la sonde ; on produit en effet des hyperhémies de la muqueuse, des hémorrhagies et même des ulcérations ; il est évident que l'alimentation s'en ressent, et que l'amaigrissement est rapide. Par notre procédé, au contraire, les désordres du tube digestif sont peu marqués pendant une longue période. Dans quelques cas cependant, il se produit du ballonnement du ventre, de la diarrhée, l'appétit se perd, et l'animal ne s'alimente pas. Il suffit alors d'interrompre l'expérience pendant quelques jours pour que les phénomènes d'intolérance disparaissent. Le tympanisme abdominal ne s'accompagne jamais d'ascite. Il peut arriver que les troubles digestifs soient nuls pendant la plus grande durée de l'expérimentation, et que les animaux conservent leur poids jusqu'à la fin ; mais c'est là un fait absolument exceptionnel. La règle est que, dans le dernier septénaire, les lapins maigrissent rapidement, perdent l'appétit, ont du ballonnement du ventre et de la diarrhée. C'est une cause fréquente de mort.

Chez aucun de nos animaux, il n'y a eu d'ictère.

La *nutrition* languit surtout à la dernière période. Si l'on a soin de surveiller l'état de santé des animaux par des pesées successives, on voit que le poids ne varie pas sensiblement tant que le toxique est bien supporté. Il existe à ce point de vue des différences individuelles sensibles : quand on dépasse une certaine dose pour un animal donné, il perd l'appétit, dépérit, et succomberait rapidement si l'on continuait le même régime. La dose nuisible n'est pas la même pour tous : quelques-uns supportent une dose double de celle de leurs voisins sans en paraître incommodés. Il en est même qui ont une tolérance remarquable et qui augmentent de poids à mesure qu'on élève les doses. Sauf dans un cas, où le tissu adipeux sous-cutané et viscéral était assez abondant, il nous a été impossible de produire ces surcharges adipeuses que l'on dit être l'apanage des buveurs. Quand la mort approche, les oreilles tombent, l'œil devient terne, le poil se hérisse, la cachexie est extrême.

Durant le cours des expériences, quelques animaux sont abattus, tristes, l'oreille basse. D'autres sont excitables, tressaillent au moindre bruit. Nous n'avons jamais observé de phénomènes convulsifs, ni d'hallucinations, ni d'attaques apoplectiformes. Il est vrai que ces signes sont assez difficiles à constater. Dans deux cas, nous avons observé des troubles de la sensibilité très marqués aux pattes de derrière : le pincement, la piqûre ne provoquaient aucun acte de défense. Une fois, le globe oculaire était insensible. Nous n'avons pas vu de troubles trophiques du côté de la peau, du poil ou des griffes.

Les *troubles vaso-moteurs* les plus constants ont été l'injection des vaisseaux de l'oreille, non seulement pendant la période d'ivresse, mais même en dehors d'elle. La conjonctive oculaire était souvent aussi le siège d'une hyperhémie intense et de larmoiement.

Nous avons provoqué souvent des *désordres moteurs*. Nous avons déjà parlé de la paralysie du train postérieur pendant la durée du coma alcoolique. Mais, en dehors de ces paralysies passagères, il existe des troubles moteurs permanents des membres postérieurs, consistant en une faiblesse continue avec difficulté de la marche, ou même en une paraplégie complète. L'animal progresse difficilement en s'appuyant sur les pattes de devant, et en faisant un effort brusque qui entraîne tout le corps. Après chaque effort, la moitié postérieure du corps retombe inerte. C'est dans ces cas que l'on rencontre quelquefois des modifications de la peau, excoriations, chute des poils, qui paraissent surtout tenir à l'irritation mécanique des parties en contact avec le sol.

Dans un cas, au bout de 3 mois d'intoxication, nous avons vu une paralysie unilatérale, limitée à l'oreille gauche. La paralysie fut complète et persistante ; elle s'accompagna de perte de la sensibilité et de dilatation extrême des vaisseaux, sans troubles trophiques.

Chez un autre animal, un mois après le début de l'expérience, il s'est produit une paralysie unilatérale des muscles du cou. Au repos, le lapin a la tête fortement déviée du côté gauche, et en rotation, de sorte que l'œil gauche regarde directement en haut, et l'œil droit en bas. Cette attitude rappelle celle d'un torticolis très prononcé. La paupière droite est à demi fermée ; la cornée est saine. Il n'y a aucune contracture des muscles du côté gauche du cou, et l'on peut ramener sans efforts la tête dans la rectitude. Les muscles du côté droit du cou sont atteints d'impotence absolue ; ceux du côté opposé forment sous la peau une corde sensible. Quand l'animal veut marcher, il donne un double coup des pattes de derrière, et arrive ainsi à progresser un peu ; mais le corps entier est projeté du côté gauche, c'est-à-dire du côté sain. La patte antérieure droite se meut difficilement et traîne, la gauche est peu touchée et aide à la progression.

Ces faits de paralysie musculaire (que l'examen microscopique a montré être liés à l'existence de névrites périphériques) sont d'un grand intérêt, car ils paraissent démontrer que la paralysie alcoolique n'est pas fatalement symétrique, et qu'elle ne porte pas exclusivement sur les membres. Nous nous réservons d'ailleurs de publier plus tard ces faits et d'autres analogues.

Les urines de nos animaux ont été examinées à intervalles éloignés. Elles étaient d'ordinaire épaisses, jaune foncé, avec un dépôt uratique abondant. Deux fois seulement nous avons noté des traces d'albumine, mais seulement chez des animaux fortement émaciés et seulement quelques jours avant la mort.

La *mort* est survenue de plusieurs façons. Parfois accidentellement, à la suite d'une fausse manœuvre, la sonde ayant été introduite dans la trachée. Les animaux meurent alors très rapidement à la suite d'un pneumothorax traumatique. Parfois l'injection est poussée dans la plèvre à travers le poumon perforé ; la mort est alors immédiate après quelques bonds convulsifs.

D'autres lapins, et en grand nombre, ont succombé avec des signes de gastro-entérite. Le ventre se ballonnait et devenait douloureux ; l'appétit était nul, et de la diarrhée se montrait. Si l'on n'arrêtait pas à temps l'administration de l'alcool, la mort arrivait dans la cachexie.

Quelques-uns sont morts de froid. Ils étaient restés exposés à l'air pendant la nuit, et le matin on les trouvait morts dans leur cage. L'exposition au froid pendant la période d'ivresse est souvent mortelle.

D'autres ont succombé à une intoxication alcoolique aiguë avec ou sans phénomènes intestinaux. Il est remarquable que certains animaux supportent très mal les liquides alcooliques, même à doses faibles. Ils perdent l'appétit, maigrissent et succombent rapidement.

Un certain nombre sont morts au bout d'un temps très long par le fait naturel de l'intoxication lente. Chez eux, les troubles intestinaux étaient d'ordinaire peu marqués.

Enfin, dans deux cas, la mort put être attribuée à une pseudo-tuberculose d'allures spéciales. Chez un lapin, à la racine de la cuisse droite, en dedans et en avant, existait sous la peau une masse jaunâtre, caséeuse, ayant la consistance du mastic, homogène. Elle était du volume d'un marron, et nettement limitée vers la profondeur, et ne communiquait pas avec l'articulation de la hanche. Une parcelle de cette tumeur écrasée entre deux lamelles et colorée par la fuchsine y décelait la présence de bacilles très longs, réunis deux à deux par leurs extrémités, et comme articulés à ce niveau. Ces bacilles se coloraient assez difficilement par les couleurs d'aniline. Dans un autre cas, il s'écoula par la narine gauche un liquide jaune, louche, contenant des grumeaux. La cavité nasale de ce côté était remplie par une masse grosse comme une noisette, de couleur mastic, non diffluente. Cette masse poussait un prolongement vers la racine du nez, mais ne dépassait pas la cavité nasale et ne pénétrait pas dans le crâne. Il n'existait sous la peau aucune production analogue. Examinée au microscope, cette matière sanieuse contenait un bacille long et articulé, identique à celui que nous avons décrit plus haut.

Tels sont les principaux signes que nous relevons dans les observations de nos animaux.

2° Anatomie pathologique.

Il nous paraît nécessaire, avant de décrire les lésions produites par l'alcool sur les divers organes du lapin, de dire un mot de l'état de ces organes à l'état normal.

Voici ce que l'examen de quelques animaux adultes nous a révélé.

Le *foie* a un poids qui varie entre 55 et 65 grammes. Sa surface extérieure est absolument lisse et brillante, de coloration rouge brun. Il est parfois possible de voir à travers la capsule de Glisson des granulations très peu marquées qui indiquent la limite des lobules. A la coupe, le tissu hépatique apparaît brun foncé uniformément; il est compact et friable; fréquemment la séparation lobulaire est visible; et quand elle existe, elle est toujours plus marquée qu'à la surface. La vésicule biliaire est d'ordinaire distendue par une bile vert foncé. A la face inférieure existe un sillon qui contient la veine porte, l'artère hépatique, les canaux biliaires et peu de tissu conjonctif.

Il n'est pas inutile de faire remarquer que la veine porte a une origine et par suite un usage analogues à ceux de la veine porte de l'homme. Elle naît en effet (*Chauveau* et *Arloing*) (1) de l'union de 3 veines : la grande mésaraïque, ou mésaraïque antérieure, qui reçoit le sang de l'intestin grêle, du cæcum, d'une partie du côlon, et celui de l'estomac; la veine petite mésaraïque ou mésaraïque postérieure; la veine splénique.

L'estomac est divisé en deux parties par l'œsophage qui s'insère au milieu de la petite courbure, de sorte que toute une portion de l'organe, la grosse tubérosité est à gauche de l'œsophage. Quand on l'ouvre, on voit qu'il contient toujours des aliments plus ou moins digérés. La muqueuse est blanchâtre dans la région cardiaque et paraît formée par un épanouissement de la muqueuse œsophagienne. Elle est lisse et ne présente pas de plis. Dans la région pylorique, elle est plus sombre, grisâtre, et présente des plis transversaux assez abondants, surtout vers la petite courbure. L'épaisseur de la paroi gastrique est variable suivant les points et acquiert son maximum dans la région pylorique. Il n'existe pas de couche de mucus à sa surface.

L'absorption de la muqueuse gastrique du lapin est très active, surtout quand l'animal est à jeun. Voici une expérience de M. *Colin* (2) qui le démontre. Un lapin, à jeun depuis 24 heures, eut les

(1) CHAUVEAU et ARLOING. *Anatom. comparée des animaux domestiques*, 1890.
(2) G. COLLIN. *Traité de physiologie comparée des animaux.*

deux nerfs vagues réséqués vers la partie moyenne du cou. Au bout de quelques heures, on lui injecta dans l'estomac par une petite ouverture œsophagienne 2 gr. d'extrait alcoolique de noix vomique délayés dans 20 gr. d'eau tiède. Les phénomènes d'empoisonnement se manifestèrent au bout de 17 minutes après l'absorption de la substance toxique. La section des vagues, en paralysant l'estomac, empêche les liquides injectés de passer dans l'intestin.

Cette absorption intense par la muqueuse de l'estomac est à prendre en considération, surtout dans les expériences où l'on provoque artificiellement des pertes de substance de cette muqueuse.

La *rate*, allongée dans le sens vertical, mesure environ 2 centim. de long sur 3 millim. de large. Elle est brun violacé, molle, peu résistante.

Les *reins* ont une coloration gris clair. Leur poids moyen est de 8 à 9 grammes. Ils ont une surface lisse et se décortiquent très facilement. A la coupe, la substance corticale est gris rosé et mesure 3-4 millim. d'épaisseur ; les pyramides sont parfois plus pâles ; elles ont un aspect brillant et nacré.

L'*intestin grêle* est blanchâtre et souvent recouvert par de fines arborisations vasculaires. Le gros intestin est de coloration plus sombre, plus ou moins distendu par des gaz, et contient des matières fécales en abondance.

Nous résumons ici les caractères histologiques de l'estomac et du foie chez le lapin sain, d'après les coupes que nous avons faites.

Estomac sain. — Sur les pièces plongées dans le liquide de Muller immédiatement après la mort de l'animal, on peut voir les cellules cylindriques de revêtement de la muqueuse régulièrement juxtaposées et contenant un noyau ovoïde très apparent.

Les glandes sont placées côte à côte, d'une façon régulière ; elles ne paraissent séparées que par leurs parois contiguës. En quelques points cependant, surtout vers les culs-de-sac glandulaires, il est possible de voir quelques fibrilles conjonctives s'insinuer entre deux glandes et monter plus ou moins haut vers le conduit excréteur. Il est difficile d'y déceler la présence de vaisseaux.

Les culs-de-sac glandulaires sont remplis de grosses cellules volumineuses polyédriques, à noyau apparent, et teintées en jaune par le picro-carminate. Il n'est pas rare, surtout vers la partie profonde des culs-de-sac, de les voir faire saillie au-dessous de la membrane d'enveloppe. On aperçoit çà et là quelques cellules claires, à contours mal définis, répondant au centre de la cavité glandulaire. Elles sont surtout visibles à l'union du corps avec le conduit excréteur.

La muscularis mucosæ se dessine sous forme d'une petite ligne rouge vif très régulière et qui s'étend au-dessous des culs-de-sac glandulaires.

La couche celluleuse est variable d'épaisseur suivant les régions ; elle nous a paru plus développée vers le pylore.

Foie sain. — Il importe, pour l'étude du tissu conjonctif, de distinguer les coupes faites profondément dans l'épaisseur du parenchyme de celles qui répondentau bord tranchant de l'organe. Dans le 1er cas, l'espace porte affecte une forme triangulaire; ses limites sont assez précises et ses angles peuvent ne pas s'enfoncer dans les fissures interlobulaires. Mais le fait est rare, et d'ordinaire, il se produit une traînée qui s'insinue entre deux lobules, mais qui n'atteint pas l'espace porte voisin. Dans les portions des parenchymes voisines de la capsule de Glisson, la réunion des espaces peut se voir quelquefois.

Les coupes qui répondent au bord tranchant montrent toujours une exubérance conjonctive, de sorte que les lobules sont cerclés aux trois quarts et parfois complètement. Il est évident que l'on doit tenir compte de ces différences quand on veut interpréter les cas pathologiques.

A un fort grossissement, on voit un certain nombre de cellules rondes autour des organes de l'espace porte avec quelques rares fibrilles. Ces cellules s'insinuent en petite quantité dans la fissure de Kiernan et deviennent de plus en plus rares. Jamais ces cellules jeunes n'envahissent le lobule, elles s'arrêtent à la périphérie, laissant libre les cellules hépatiques. La veine porte présente des tuniques vivement colorées ; le rameau biliaire est facilement reconnaissable à la série régulière de cellules cubiques nucléées qui le tapissent. La veine sus-hépatique, limitée par un feston rosé très mince, a ses parois en contact direct avec les cellules les plus centrales du lobule.

Les cellules du foie, sous un faible grossissement, figurent des stries radiées à point de départ sus-hépatique. Les stries paraissent toutes se toucher ; et en effet l'espace réservé aux capillaires intralobulaires est virtuel. A un grossissement plus fort, la cellule apparaît nettement : elle est polyédrique avec des angles bien accentués ; son contour bien marqué se distingue nettement de celui des cellules voisines ; le protoplasma est finement granuleux ; le noyau volumineux, vivement coloré, est souvent double. Les cellules du foie sain se touchent par leurs bords, de façon à représenter assez exactement une mosaïque à éléments égaux. Cette mosaïque est régulière ; de sorte qu'il n'existe aucun espace vide entre les rangées cellulaires voisines. C'est dire que les capillaires radiés ne sont pas apparents.

LÉSIONS ANATOMIQUES

Nous décrirons rapidement les lésions observées dans les organes qui nous intéressent moins directement ; puis nous insisterons sur les caractères macroscopiques et histologiques que présentaient l'estomac et le foie chez nos animaux.

Poumons et plèvres. — Jamais nous n'avons trouvé d'exsudat dans la cavité pleurale ni de lésions inflammatoires de la plèvre. Souvent les poumons étaient de coloration rouge clair, souples et intacts. Dans un seul cas, nous avons noté à la base du poumon gauche une masse du volume d'une noisette, caséifiée. Dans un autre, il existait des taches grisâtres, denses, s'enfonçant dans l'épaisseur de l'organe sur une profondeur de 5 millim. et que nous avons reconnues être des noyaux de broncho-pneumonie.

Assez souvent, il existait des signes de congestion intense. Les poumons étaient rouge vif, denses, ou rouge sombre. La congestion allait parfois jusqu'à la rupture vasculaire, et alors on voyait un pointillé hémorrhagique très fin ou quelques taches sanguines discrètes sous le feuillet viscéral de la plèvre. Mais, même dans ces cas, il n'y avait ni fausses membranes, ni exsudats.

Dans les cas où un pneumothorax avait été produit, le poumon rouge violacé était rétracté contre la colonne vertébrale et présentait des ecchymoses multiples.

Cœur et vaisseaux. — Jamais nous n'avons observé de surcharge adipeuse ni de péricardite. Le myocarde était rarement pâle ; d'ordinaire il avait sa coloration rouge vif normale. Tantôt, quand les animaux avaient brusquement succombé, les cavités ventriculaires étaient fortement contractées et vides de sang ; tantôt le ventricule droit, et surtout les oreillettes étaient distendus par des caillots cruoriques ;

parfois le sang était liquide, poisseux, semblable à du goudron. La stase sanguine est l'altération la plus fréquemment notée. Les valvules du cœur ont été toujours trouvées intactes.

L'*aorte* a été toujours examinée et constamment trouvée saine. L'endartère était jaune clair, lisse et brillante, sans trace d'athérome.

Intestin. — L'intestin grêle était d'ordinaire rétracté, vide de matières fécales. Il offrait quelques arborisations vasculaires sous sa tunique séreuse. D'autres fois, il était blanc, pâle et comme lavé. Nous l'avons souvent ouvert, et jamais il n'a présenté d'hémorrhagies ni d'ulcérations. Dans un cas, nous avons trouvé un épaississement considérable de la muqueuse du duodénum dans l'étendue de 1 centim. environ. Cette portion de la muqueuse grisâtre, tuméfiée, rétrécissait le calibre de l'intestin et était appréciable à l'extérieur sous les tuniques musculeuse et séreuse distendues. La muqueuse duodénale épaissie faisait saillie dans l'intérieur de l'estomac à travers le pylore, et se présentait sous forme de collerette festonnée, régulièrement exubérante. La muqueuse gastrique voisine était également épaissie, mais dans des proportions bien moindres, de sorte que la limite entre les deux muqueuses était parfaitement appréciable, même à l'œil nu.

Le *gros intestin* était très rarement normal; d'ordinaire il apparaissait sous forme d'un cylindre extrêmement distendu par les gaz. C'est lui qui provoquait le ballonnement si intense de l'abdomen. Dans quelques cas, il était vraiment énorme et du volume du poignet d'un adulte. A travers sa paroi amincie, il était possible de voir des amas de matières fécales demi-solides. Après incision, la muqueuse avait souvent sa coloration pâle normale. D'autres fois, elle était fortement congestionnée, surtout vers l'origine de cet intestin ; mais jamais nous n'avons eu d'ulcérations.

Rate. — La rate n'a jamais été hypertrophiée. De couleur rouge sombre ou violacée, elle était d'ordinaire ferme. Il n'y a jamais eu d'épaississement de la capsule ni d'adhérences.

Vessie. — La vessie était souvent distendue par une quantité notable d'urine claire, avec des parois amincies.

Péritoine. — La cavité péritonéale était vide de liquide dans tous les cas. Les circonvolutions de l'intestin étaient libres et ne contractaient jamais d'adhérences avec lui. Le péritoine pariétal était lisse, mais parfois un peu épaissi au niveau des flancs.

Reins. — Les reins avaient leur volume normal ; leur surface était lisse et unie. La substance corticale avait son épaisseur normale. Jamais nous n'avons vu de sclérose périvasculaire ou péritubulaire ; l'épithélium des tubuli était généralement intact.

Dans les cas où nous pouvions soupçonner quelques lésions des *centres nerveux*, nous avons ouvert le crâne et le rachis. Cet examen a toujours été négatif. Il n'y avait ni épaississement des méninges, ni hémorrhagies, ni congestion, ni altération appréciable de la pulpe. Nous consacrerons deux paragraphes spéciaux aux lésions de l'estomac et du foie, à cause de leur importance ; en comparant cette description avec la description de l'estomac et du foie normaux, il sera facile de se rendre compte de l'étendue et de la nature des lésions.

a. — *L'estomac alcoolique expérimental.*

L'estomac est tantôt dilaté, et tantôt rétracté, sans que la nature du liquide paraisse avoir une influence quelconque sur cette modification de volume ; mais quelle que soit sa capacité, il est rare que ses parois ne soient pas épaissies. Il contient des matières alimentaires à demi digérées et qui exhalent une forte odeur alcoolique.

La tunique séreuse est celle qui paraît le moins atteinte. Il n'est pas rare de voir de fines arborisations vasculaires sous sa face profonde. Elle n'est ni dépolie ni enflammée.

La tunique musculeuse, dans un grand nombre de cas, est épaissie ; la fibre apparaît avec une coloration rouge vif. Cet épaississement est parfois tel qu'elle forme à elle seule la paroi gastrique ; il peut atteindre 4-5 millim. L'hypertrophie de la musculeuse affecte pour certains points une prédilection spéciale, par exemple la petite courbure ou la région pylorique.

Mais c'est sur la muqueuse que l'on trouve les lésions les plus appréciables. Elle est toujours manifestement épaissie, et presque toujours recouverte par une couche de mucus plus ou moins adhérent. Elle est sillonnée par de longs plis longitudinaux dirigés du cardia au pylore. Ces plis sont parfois réunis par des tractus transversaux de moindre volume, de sorte que, dans les cas bien prononcés, la surface interne de l'estomac a une apparence aréolaire. Ces replis de la muqueuse sont très marqués au niveau de la petite courbure et de toute la région pylorique.

La coloration de la muqueuse est très variable, souvent grisâtre avec des plaques de couleur foncée et comme ardoisées ; elle peut être aussi congestionnée, rouge sombre avec de légères sugillations sanguines. Parfois la face interne de l'estomac se divise en deux régions distinctes : une région gauche ou cardiaque, de couleur grisâtre, avec ou sans dépôts pigmentaires ; et une région droite ou pylorique congestionnée, rouge intense, avec ou sans hémorrhagie.

L'ulcération de la muqueuse est très rare ; nous ne l'avons rencontrée que trois fois ; et encore les ulcérations étaient-elles très superficielles, en coup d'ongle et ne dépassaient pas les dimensions d'une lentille. Deux fois la petite ulcération était unique ; une fois seulement il en existait plusieurs côte à côte.

En résumé, il existe une lésion presque constante : c'est l'hypertrophie de la paroi gastrique. Les lésions de la muqueuse sont très fréquentes : elle est épaissie, congestionnée, avec ou sans hémorrhagies punctiformes, avec ou sans petites ulcérations superficielles.

Examen histologique des lésions de l'estomac. — La lésion constante trouvée par l'examen microscopique a été une gastrite catarrhale ou scléreuse plus ou moins intense.

On peut reconnaître 3 formes principales à cette inflammation alcoolique expérimentale :

1° Tantôt il s'agit d'une simple inflammation superficielle. L'épithélium de revêtement est desquamé, ou ne persiste plus que par places et d'une façon irrégulière. D'autres fois il se détache par lambeaux et forme une sorte de membrane épithéliale détachée de la couche glandulaire. Il est fréquent de voir une couche réfringente de mucus englober ces cellules desquamées et quelques cellules rondes. L'orifice des glandes est dilaté, et l'épithélium du conduit excréteur se montre pâle, tuméfié. Les cellules sont en dégénérescence muqueuse.

Mais le corps de la glande est intact ; sa paroi bien visible s'unit à celle de la glande voisine, et ses bords sont parallèles ; les cellules à pepsine volumineuses, ont un protoplasma brun à fines granulations avec un noyau volumineux et fortement coloré.

Il n'y a ni épaississement de la muscularis mucosæ ni hémorrhagies sous-glandulaires.

2° Dans une deuxième forme, les glandes sont petites, fortement atrophiées ; elles sont séparées les unes des autres par de larges espaces clairs où l'on rencontre parfois quelques cellules rondes. Leurs contours sont indécis, et l'épithélium de revêtement est tantôt desquamé, tantôt ratatiné et prend mal les réactifs colorants.

La muscularis mucosæ est plus épaisse que d'ordinaire, et il existe parfois des hémorrhagies entre elle et les culs-de-sac glandulaires. Ces hémorrhagies sont quelquefois circonscrites et ont une forme plus ou moins circulaire ; on les distingue du sang contenu dans un vaisseau par l'absence de paroi vasculaire et par les prolongements qu'elles envoient autour d'elles. Quand l'hémorrhagie est circonscrite, elle refoule fortement les culs-de-sac glandulaires avec qui elle est en contact ou bien les écarte. D'autres fois, les hémorrhagies sont diffuses, s'étendent en largeur sur de larges espaces, formant une bande étroite d'hématies entre la muscularis et les culs-de-sac glandulaires. Dans ce cas, les culs-de-sac sont à peine refoulés ; les globules rouges s'insinuent entre deux glandes voisines sous forme de petites traînées jaunâtres. Il est enfin possible de voir de petits foyers hémorrhagiques entre les conduits glandulaires ou même entre les conduits excréteurs. Ils sont toujours de faibles dimensions.

3° Enfin, dans une 3e forme, il s'agit d'une gastrite scléreuse périglandulaire, systématique. Chaque glande est nettement séparée de ses deux voisines par une bande de tissu conjonctif adulte et nettement coloré en rose.

Tantôt cette bande est très mince ; tantôt son épaisseur égale la 1/2 de l'épaisseur d'une glande, de sorte que celle-ci est fortement réduite de dimensions. La bande conjonctive commence au niveau d'un cul-de-sac glandulaire, l'enveloppe comme une sangle, et s'élève sur les deux côtés de la glande, jusqu'aux 2/3 de sa hauteur où elle se perd. Parfois le tractus conjonctif prend naissance sur la muscularis mucosæ par une base élargie et s'élève entre deux glandes voisines.

Les cellules glandulaires se colorent assez bien, mais leur volume est d'ordinaire diminué. Il n'existe ni lésions vasculaires ni hémorrhagies.

b. — *Le foie alcoolique expérimental.*

Le *volume* du foie nous a paru légèrement augmenté, mais sa forme n'a jamais été modifiée. Les lobes sont bien marqués, les bords nets et tranchants.

Le *poids* moyen a été de 61 grammes par conséquent un peu supérieur au poids que nous considérons comme normal (1).

La *surface* de l'organe est lisse, non granuleuse ; parfois il est possible de distinguer à travers la capsule de petits cercles grisâtres qui indiquent la limite des lobules (cet aspect n'est d'ailleurs pas rare à l'état normal). Le foie est toujours libre dans l'abdomen, et ne contracte d'adhérences ni avec l'estomac ni avec l'intestin.

Sa *coloration* est très variable et varie depuis le rouge gris jusqu'au noir violacé. La teinte est souvent plus foncée qu'à l'état normal. Dans quelques cas, nous avons vu quelques arborisations vasculaires sous la membrane d'enveloppe.

La *capsule de Glisson* est lisse et unie et permet de voir par trans parence la couleur du parenchyme sous-jacent. Elle n'est jamais épaissie ou opaline, n'offre jamais de fausses membranes et n'est jamais adhérente à la face inférieure du diaphragme.

A la coupe, le foie se présente sous deux aspects bien distincts :

a) Tantôt la surface est rouge sombre, mais sèche, la lobulation est facile à voir, et il ne s'échappe pas de sang par les vaisseaux ;

b) Tantôt elle est noirâtre ; les lobules se différencient mal ; il s'échappe soit spontanément, soit sous la pression du sang noir et poisseux. Cet état congestif nous a paru fréquent.

Quel que soit d'ailleurs l'aspect sous lequel il se présente, le parenchyme n'est jamais induré et se laisse facilement pénétrer par l'ongle. Jamais on n'y voit trace de granulations saillantes.

La vésicule biliaire est d'ordinaire distendue par une quantité considérable de liquide brun noirâtre et épais ; rarement la bile est en petite quantité ou de couleur claire. Le fond de la vésicule est toujours libre et n'adhère jamais à la face inférieure du foie. Les voies biliaires sont constamment perméables.

Nous n'avons jamais trouvé rien d'anormal dans les organes du hile. Ils ne sont jamais entourés ou comprimés par du tissu fibreux.

Nous avons souvent ouvert la veine porte à son entrée dans le foie. Elle était toujours perméable, mais contenait souvent des caillots cruoriques ou du sang liquide, noir et poisseux.

En résumé, le foie ne présente macroscopiquement aucun des

(1) Notre maître, M. LANCEREAUX, enseigne que le foie des buveurs de vin est d'ordinaire augmenté de volume même en dehors de tout accident hépatique actuel.

caractères du foie dans la cirrhose de Laënnec. La seule altération appréciable est une congestion légère en général, intense parfois.

Examen histologique du foie alcoolique expérimental. — Il est utile de rappeler encore une fois que toutes les parties du foie ne sont pas également riches en tissu conjonctif ; que les coupes répondant au bord tranchant ou sous-jacentes à la capsule présentent un épaississement normal de l'espace porte. Aussi avons-nous fait porter nos examens surtout sur les parties profondes de la glande. Il est encore une autre cause d'erreur. Quand on a sous les yeux un vaisseau sanguin coupé suivant sa longueur, la paroi paraît très épaissie, surtout quand on a affaire à un rameau porte de moyen calibre. Il ne faudrait pas croire à un épaississement pathologique, le même aspect pouvant se trouver sur des foies sains. Quant aux modifications de la cellule, elles sont facilement appréciables car, quelle que soit la région de l'organe considérée, elles se présentent toujours avec les caractères que nous leur avons assignés plus haut.

Examen à un faible grossissement. — Dans la majorité des cas, voici ce que l'on observe :

Le *tissu conjonctif* ne paraît ni épaissi ni enflammé autour des espaces portes. La matière colorante n'y fait qu'une légère tache rose à leur niveau. Il est rare de voir des traînées s'insinuer le long des fentes de Kiernan : et quand elles le font, c'est sous forme de lignes extrêmement ténues qui disparaissent bientôt et n'atteignent pas l'espace porte voisin, de sorte que le lobule n'est pas complètement entouré par une zone de noyaux. Il n'y a pas plus de tissu cellulaire que sur des coupes de foie sain que l'on examine par comparaison.

La *veine porte* et le *rameau biliaire* se distinguent facilement au milieu de l'espace porte, et parfois aussi un rameau de l'artère hépatique.

La *veine centrale* se détache nettement sous forme d'un petit cercle et ne paraît le siège d'aucun travail irritatif.

Dans quelques cas exceptionnels, on aperçoit quelques espaces portes légèrement épaissis, et l'on peut voir, sur des coupes répondant au centre de l'organe, un lobule entouré aux trois quarts par de fines traînées roses ayant pour point de départ un espace porte. Mais cette altération minime n'est jamais généralisée ; et à côté de parties légèrement atteintes, il en est d'autres, et en majorité, qui sont absolument indemnes.

Le *parenchyme hépatique* offre presque toujours des lésions appréciables même à un faible grossissement. Il paraît comme criblé à jour par d'innombrables coups d'épingle : c'est à l'atrophie des rangées cellulaires et à l'élargissement des capillaires radiés que cette apparence est due.

Tel est l'aspect que présentent les coupes dans l'immense majorité des cas. Elles s'imprègnent uniformément de matière colorante, et présentent une teinte un peu plus foncée au niveau des espaces portes et des fissures.

Dans quelques cas, la coupe présente en outre des taches plus ou moins volumineuses, plus ou moins nombreuses, qui coexistent parfois, mais qui peuvent aussi se montrer séparément.

1° *Taches jaunes.* — Elles sont disséminées dans le lobule, et parfois sont plus confluentes autour de la veine sus-hépatique. Leur forme est irrégulière ; mais assez souvent elles se rapprochent de la forme circulaire. Leur nombre est variable ; il est des lobules qui en sont tachetés, surtout quand on examine des points voisins de la capsule d'enveloppe ; mais à côté, on aperçoit d'autres lobules tout à fait indemnes. La lésion est donc essentiellement diffuse. Au faible grossissement où nous les étudions, il est impossible d'en dissocier les éléments ; elles semblent formées par un amas de granulations jaunâtres.

2° *Taches incolores.* — Elles coexistent parfois avec les précédentes, mais quelquefois aussi peuveut se montrer seules. Ce sont des points du parenchyme qui n'ont pas fixé la matière colorante, et qui apparaissent sous forme de placards plus ou moins arrondis, à bords nets. Un fin réticulum très faiblement coloré les constitue ; çà et là quelques points plus vivement colorés indiquent la présence de noyaux. Les cellules voisines de ces placards incolores sont tassées, comme s'il y avait eu refoulement du parenchyme.

Examen à un fort grossissement. Espaces portes et organes contenus. — D'ordinaire l'examen des espaces portes ne permet de reconnaître aucun travail de prolifération conjonctive. Les quelques cellules rondes qu'on y décèle se trouvent constamment sur les foies sains. On n'observe ni phlébite ni artérite. Le capillaire biliaire est sain, et montre sa rangée régulière de cellules cubiques à noyau bien coloré. La veine sus-hépatique est remarquable par la netteté de ses contours. Nous l'avons trouvée toujours absolument normale, sans trace de travail prolifératif. On voit les cellules hépatiques s'avancer jusqu'à sa tunique externe et s'y accoler.

Dans quelques circonstances, nous avons vu dans l'espace porte des cellules rondes plus nombreuses qu'à l'état normal. Ces cellules, fortement colorées, se répartissent d'une façon uniforme, sans qu'il soit possible de dire si elles sont plus confluentes autour de l'un quelconque des organes de l'espace. Ces noyaux se continuent dans les fissures portes sous forme de traînée qui empiète plus ou moins profondément, mais qui se termine d'ordinaire d'une manière brusque sans atteindre l'espace porte voisin. Il s'agit là en somme d'une irritation conjonctive très faible, caractérisée par la présence de cellules rondes assez nombreuses. Dans un cas, nous avons vu ces cellules embryonnaires empiéter dans une très faible étendue sur les cellules les plus périphériques du lobule, et parfois même en entourer complètement quelques-unes. Celles-ci sont reconnaissables à leur noyau plus volumineux et plus pâle que les cellules rondes voisines, et à la mince couche de protoplasma qui l'entoure. Les cellules ainsi entourées ne présentent pas de noyaux plus nombreux que les autres cellules du lobule. D'ailleurs, cette infiltration embryonnaire empiète très peu sur l'intérieur du lobule ; elle n'atteint que la rangée la plus périphérique, et seulement quelques cellules de cette rangée. Même dans les points les plus modifiés, l'irritation s'arrête sur place, et ne se propage que peu profondément dans la fissure de Kiernan. Nous ferons remarquer que l'altération est plus manifeste au niveau du bord tranchant des lobes, c'est-à-dire au niveau des points où, à l'état normal, le tissu conjonctif est plus développé. Faisons enfin remarquer que cet empiètement embryonnaire léger ne s'est montré que dans un cas.

Capillaires intra-lobulaires. — Ils apparaissent toujours extrêmement élargis, sous forme d'espaces clairs à direction radiée, convergeant vers la veine. Sur quelques foies, il est possible de les voir remplis par des globules rouges qui tranchent par leur apparence jaunâtre ; mais ces amas d'hématies ne se rencontrent qu'autour de la veine centrale. Ce n'est pas la règle. D'ordinaire, les capillaires très dilatés, sont vides d'éléments sanguins ou ne présentent que quelques débris granuleux avec quelques leucocytes facilement reconnaissables. Suivant que la coupe les a pris en long ou en travers, ils se montrent sous forme de cylindres allongés ou de larges cercles.

La dilatation des capillaires s'est montrée d'une façon constante, chez tous nos animaux.

Cellules hépatiques. — Les lésions sont constantes, et toujours identiques.

Dans un premier stade, la forme est simplement modifiée. Les angles s'émoussent, les cellules deviennent circulaires ou cylindroïdes, maïs leurs contours sont très nets, et il est facile de les distinguer les unes des autres. Le protoplasma est légèrement rétracté, mais les granulations en sont bien visibles. Le noyau, simple ou double, est fortement coloré et ne paraît pas atteint.

Dans un deuxième stade, l'atrophie est beaucoup plus marquée. La cellule est fortement aplatie dans le sens transversal, c'est-à-dire suivant la direction des capillaires ; les deux faces opposées se rapprochent par suite de l'atrophie du protoplasma. Les angles ont tout à fait disparu. La limite des cellules, suivant la face où elles se touchent, n'est plus appréciable ; alors les cellules d'une même rangée placées bout à bout forment une sorte de boyau granuleux coloré d'une façon uniforme ; de place en place un noyau entouré d'une mince couche de protoplasma, indique seul l'existence antérieure d'une cellule hépatique.

Le protoplasma qui persiste montre encore des granulations très fines dans son intérieur ; il se condense parfois autour du noyau, de sorte que la cellule a alors une apparence fusiforme ; la partie centrale est légèrement renflée ; les parties périphériques effilées s'unissent aux prolongements analogues des cellules voisines. Dans ce cas, chaque rangée cellulaire prend un aspect moniliforme caractéristique.

Le noyau est ordinairement atrophié dans les points très malades ; mais il semble moins atteint que le protoplasma par le processus atrophique, et même quand il a notablement diminué de volume, il fixe encore la couleur.

L'atrophie des cellules hépatiques et l'élargissement extrême des capillaires intermédiaires expliquent la différence des images suivant que la coupe est faite parallèlement aux cordons cellulaires ou perpendiculairement à eux. Dans le premier cas, ce sont de larges espaces clairs alternant avec les cordons colorés du lobule ; dans le second, ce sont des cercles clairs entourés d'une couronne de protoplasma coloré et semé de noyaux. Cette dernière apparence est celle qui domine en général ; c'est un tissu percé à jour par d'innombrables coups d'épingles ; ou encore un damier au dessin rose et blanc.

Sur bien des foies, les espaces intercellulaires sont extrêmement dilatés et plus larges que les cordons cellulaires eux-mêmes.

Il ne faudrait pas croire que l'atrophie de la cellule hépatique soit un pur phénomène mécanique lié à la congestion des vaisseaux radiés du lobule ; en effet, le maximum des lésions cellulaires correspond souvent à des parties qui ne sont le siège d'aucun travail congestif.

Taches jaunes. — Ce sont des suffusions jaune verdâtre, finement granuleuses, à contour indécis. Les éléments du sang ont presque partout disparu au niveau de ces hémorrhagies ; on n'y voit guère que de la matière colorante et des granulations amorphes parcourant les dilatations capillaires et les travées protoplasmiques. Cependant, dans quelques parties de ces taches, on peut constater la présence d'hématies déformées. A leur niveau, les cellules hépatiques et les capillaires radiés présentent les mêmes lésions que celles ci-dessus décrites.

Taches incolores. — Elles ont leurs limites bien dessinées en général ; mais dans quelques points, l'on peut trouver la transition entre les parties saines et les parties malades. Elles sont formées par un réseau aux mailles ténues colorées en gris jaunâtre et dont les larges vides contiennent soit une poussière jaunâtre seulement, soit cette même poussière avec un leucocyte fortement teinté en rose. En outre, on peut voir çà et là quelques rares globules rouges.

Certains de ces placards incolores sont nettement limités, et alors les cellules hépatiques qui les entourent reprennent brusquement les caractères que nous leur avons décrits plus haut. D'autres fois, les lésions cellulaires se produisent progressivement, et il existe une zone de transition à la périphérie des taches ; cette zone qui existe rarement est cependant du plus haut intérêt pour élucider la pathogénie de ces atrophies cellulaires.

Dans ces points, en effet, on voit les boyaux cellulaires voisins perdre progressivement leur protoplasma et leurs noyaux, s'effiler peu à peu, jusqu'à ne plus représenter qu'un mince filament qui ne prend que très faiblement la matière colorante.

Il s'agit donc d'une atrophie progressive du protoplasma cellulaire lequel se réduit enfin à un mince filament incolore avec des leucocytes et un détritus de globules rouges dans les mailles ainsi limitées.

Nous avons observé plusieurs fois, sur deux coupes du même foie prises en deux endroits différents : sur la 1re coupe, lésions ordinaires du parenchyme et semis de taches jaunes ; sur la 2e, absence de taches jaunes et à leur place un semis d'îlots atrophiques. Il est naturel de penser que l'atrophie avait remplacé les suffusions hémorrhagiques, et que ces hémorrhagies interstitielles avaient contribué à la production de ce trouble trophique.

En résumé, on voit qu'il s'agit de lésions purement dégénératives des cellules hépatiques, et que le tissu conjonctif et les vaisseaux restent indemnes.

C'est une dilatation progressive des capillaires intra-lobulaires et une atrophie correspondante du protoplasma cellulaire, sans dégénérescence graisseuse. Cette lésion s'accroît peu à peu, jusqu'à ce qu'enfin le protoplasma n'est plus représenté que par des linéaments réticulés tandis que les capillaires forment alors des lacunes énormes, mailles de ce réseau. Ces lésions extrêmes sont disséminées par îlots au sein d'un parenchyme atteint de lésions moyennes ou très avancées.

Ces îlots atrophiques que nous avons produits par l'intoxication alcoolique de nos animaux ont été déterminés aussi avec tous leurs caractères par M. *Chambard* (1), en 1877, sur des foies de cobaye où il avait lié le canal cholédoque. La pathogénie qu'il donne de ces îlots est différente de la nôtre. Il pense que, sous une influence mal déterminée, il y a eu nécrose sur place d'îlots hépatiques avec conservation pure et simple du contour de la cellule, sans doute naturellement différencié en cuticule. Les mailles du réseau sont donc d'après lui les contours cellulaires, et l'aire du réseau représente le protoplasma disparu. Malgré l'identité de ces lésions et des nôtres, nous ne pouvons accepter cette pathogénie. En effet, il est facile de voir une transition insensible entre les lésions moyennes et l'atrophie extrême de la cellule. La maille du réseau est évidemment le capillaire dilaté ; car on y voit des leucocytes, quelques hématies et la matière colorante du sang.

Le réseau lacunaire, quelque ténu qu'il soit, n'est qu'un filament protoplasmique, lequel disparaît lui-même çà et là.

(1) CHAMBARD. Contribution à l'étude des lésions histologiques du foie consécutives à la ligature du canal cholédoque. Altération des cellules hépatiques. In *Arch. de physiologie*, 1877, p. 718.

Il est d'ailleurs facile d'expliquer la dissémination par îlots de ces lésions extrêmes au sein d'un parenchyme moins malade. Ces lésions en effet sont toujours précédées d'hémorrhagies capillaires ; ce sont ces foyers hémorrhagiques nettement limités qui subissent le dernier degré de l'atrophie cellulaire. Il persiste en effet au milieu des espaces clairs atrophiés des traînées d'un jaune d'ocre qui représentent jusqu'à la fin le foyer hémorrhagique et qui témoignent de cette pathogénie.

On voit donc que *l'alcool touche directement la cellule hépatique, et provoque son atrophie pure et simple. De plus, il ne provoque ni phlébite ne artérite ;* mais il lèse la paroi des capillaires, et donne ainsi naissance à de nombreux foyers d'hémorrhagies punctiformes.

CHAPITRE III

Critique.

1° EXAMEN CRITIQUE DES TRAVAUX ANTÉRIEURS

Nous avons vu, dans le chapitre précédent, les résultats que nous ont donnés nos expériences. Nous devons ici les comparer à ceux obtenus par les observateurs dont nous avons signalé les travaux à l'Historique.

Les expériences de *Dahlström*, *Duchek*, *Kremiansky*, sont incomplètes au point de vue qui nous occupe, puisque l'état du foie et de l'estomac est à peine signalé macroscopiquement, et parfois même passé sous silence.

M. *Magnan* a opéré sur le chien. Il a trouvé la tuméfaction des cellules hépatiques et leur infiltration graisseuse sans trace de sclérose. Toutes réserves faites sur l'animal qui n'est pas celui que nous avons choisi, nous ferons observer : 1° que le temps de l'expérimentation a été court (2 mois) ; 2° que le stroma conjonctif a été toujours indemne ; 3° que la lésion a toujours été cellulaire, parenchymateuse.

P. Ruge a aussi expérimenté sur le chien et a trouvé la dégénérescence graisseuse souvent limitée au centre de l'acinus. Nous remarquons que l'intoxication a été de courte durée, puisque l'animal qui a résisté le plus longtemps a succombé au bout de trois mois. De plus, il s'agit là d'un véritable empoisonnement suraigu par l'alcool qui n'est pas comparable à ce que l'on observe d'ordinaire chez l'homme. Ce qui le montre, c'est que la déchéance cellulaire était plus marquée chez les animaux qui ont rapidement succombé que chez ceux qui ont résisté plus longtemps. Ces observations faites, il est bon de remarquer que le processus morbide a été cellulaire et non interstitiel.

Les expériences de M. *Pupier* (de Vichy) ont été faites surtout sur le poulet. Cet auteur donne les conclusions suivantes : Le vin rouge et le vin blanc agiraient sur la cellule hépatique, soit en la transformant en graisse, soit en l'atrophiant ; l'alcool absolu donnerait de l'hépatite interstitielle avec atrophie des cellules ; enfin l'absinthe produirait une néoformation conjonctive, c'est-à-dire une cirrhose. Cependant, si l'on s'en rapporte aux examens microscopiques du foie de ces animaux, examens faits dans le laboratoire de M. *Ranvier*, on s'aperçoit que, quel qu'ait été le toxique (absinthe, vin rouge ou blanc), les lésions observées furent : une dilatation des capillaires, diverses lésions des cellules, mais point de prolifération conjonctive. D'ailleurs, les planches annexées à ce mémoire n'en disent pas davantage. Nous croyons devoir faire de grandes réserves sur les conclusions que cet auteur a tirées de ses expériences.

Les expériences de MM. *Dujardin-Beaumetz* et *Audigé* sont d'un grand intérêt au point de vue de l'action générale des alcools sur l'organisme. La longue durée de l'expérimentation, l'excellence de l'observation, la haute autorité de l'histologiste qui a fait les examens microscopiques en font des documents d'un grand poids. Nous constatons que, malgré la longue durée de l'ingestion toxique, la glande hépatique n'a jamais présenté d'irritation du tissu interstitiel. Nous n'avons malheureusement pas de renseignements sur la cellule hépatique. Mais, à priori, il ne nous semble pas impossible qu'elle ait été touchée, puisque les auteurs ont constaté dans quelques cas de l'ictère et la présence du pigment biliaire dans les urines. Bien que le lobule hépatique du porc soit normalement entouré d'une zone conjonctive et que les lésions irritatives du foie s'apprécient difficilement, il n'en est pas moins vrai qu'on n'a pas vu de réaction inflammatoire sous forme de cellules embryonnaires. Cette réaction eût été certainement appréciable, et relatée si elle eût existé.

Comme nos expériences personnelles diffèrent sur plusieurs points de celles que MM. *Straus* et *Blocq* ont rapportées, nous insisterons sur quelques points capables, à notre avis, d'influer sur le résultat.

D'abord, le mode opératoire, l'usage de la sonde. Quelle que soit l'habileté de l'opérateur, il nous paraît difficile de ne pas érailler la muqueuse gastrique, à la suite d'un catéthérisme quotidien. De plus, le contact direct et massif d'une quantité considérable d'alcool avec la muqueuse gastrique (que la masse alimentaire ne protège pas toujours suffisamment) nous paraît propre à produire des réactions inflammatoires très intenses. Il suffit d'ailleurs d'examiner la planche que MM. *Straus* et *Blocq* ont placée à la fin de leur mémoire pour s'assurer que les lésions de l'estomac ont été très profondes, puisqu'elles consistent en larges ulcérations entourées de zones hémorrhagiques. On peut alors se demander si cette porte d'entrée béante, véritable foyer d'absorption, n'a pas permis aux micro-organismes multiples de l'estomac de gagner le foie par les conduits veineux ou lymphatiques. L'irritation des espaces portes et l'infiltration embryonnaire seraient alors inexplicables par cette sorte de trauma bactérien. Le toxique mis en usage par MM. *Straus* et *Blocq* a été uniquement l'alcool éthylique ou amylique. Or, plusieurs auteurs, et en particnlier M. *Lancereaux*, font du vin le facteur le plus important de la cirrhose. Aussi avons-nous fait absorber à nos lapins soit du vin pur, soit de l'alcool, soit un mélange de vin et d'alcool ; enfin nous avons essayé aussi l'intoxication par l'absinthe. En fait, il est rare, chez l'homme, de trouver un malade ayant fait uniquement usage d'une seule boisson ; dans la majorité des cas, le vin, l'alcool, l'absinthe sont pris en même temps, en proportions variables.

Pour éviter d'ulcérer la muquense gastrique, il nous a paru préférable de donner le vin et l'alcool mélangés aux aliments. L'accoutumance se fait assez rapidement si l'on a soin de donner le mélange à jeun et de supprimer toute alimentation jusqu'à ce qu'il soit complètement absorbé. D'ailleurs, au bout de peu de jours l'habitude est prise, et le toxique rapidement ingéré. En procédant ainsi, nous n'avons jamais produit de lésions ulcéreuses de l'estomac, et nous n'avons jamais vu l'infiltration embryonnaire des espaces portes.

2° COMPARAISON DU FOIE ALCOOLIQUE EXPÉRIMENTAL AVEC LE FOIE DE LA CIRRHOSE DE LAENNEC

Dans ce chapitre, nous comparerons l'évolution de l'intoxication alcoolique provoquée chez nos animaux avec la marche de la cirrhose atrophique chez l'homme; puis nous mettrons en regard les lésions organiques et surtout les lésions du foie.

Au point de vue clinique, il est difficile de faire la comparaison, étant donnée la difficulté de l'observation chez l'animal. Les troubles gastriques ont été rarement assez prononcés pour empêcher de continuer l'expérience, mais la diarrhée a été assez souvent notée. L'ascite a fait toujours défaut ainsi que l'ictère. Le ballonnement de l'abdomen n'a pas été observé, en dehors des crises diarrhéiques.

Nous avons noté de l'analgésie, des troubles vaso-moteurs du côté de la conjonctive et des oreilles, et souvent des paralysies motrices : on sait que ces dernières sont exceptionnelles chez l'homme qui est atteint de cirrhose de Laënnec.

Au point de vue anatomique, les différences sont aussi très marquées.

La cavité péritonéale s'est toujours montrée libre de liquide; le péritoine était lisse et uni, sauf chez quelques animaux au niveau de la fosse iliaque; mais nous nous sommes rendu compte que cet aspect dépoli et irrégulier se montre parfois à l'état normal. Or, on sait que dans la cirrhose de Laënnec, l'ascite et la péritonite périhépatique sont la règle.

La rate, dans nos expériences, a toujours été de volume normal et sans périsplénite. Or l'hypertrophie splénique est si fréquente dans la cirrhose de Laënnec qu'on en fait un signe diagnostique.

Dans les cas où nous avons ouvert l'œsophage et le rectum, nous n'avons jamais vu ces dilatations veineuses que l'on décrit d'ordinaire chez l'homme atteint de cirrhose.

Le foie de nos lapins n'a jamais été diminué de volume quand nous avons opéré avec des boissons alcooliques; au contraire son poids était supérieur de quelques grammes au poids ordinaire. Cette augmentation légère de volume nous semble due à la congestion de l'organe qui était fréquente. La forme du foie n'a jamais été trouvée modifiée, quelle qu'ait été la durée de l'intoxication : la surface était lisse et brillante, les bords aigus et jamais émoussés, la capsule de Glisson jamais épaissie. L'organe était tout à fait libre dans l'abdomen, et ne présentait aucune adhérence celluleuse. A la coupe, le parenchyme se présentait d'ordinaire sous une coloration rouge sombre; on faisait sourdre du sang par une pression légère ; mais jamais nous n'avons noté d'induration ni de granulations plus apparentes qu'à l'état normal sur la surface de coupe.

Ces caractères macroscopiques diffèrent donc essentiellement de ceux que l'on assigne au foie de Laënnec.

La différence est tout aussi accentuée si l'on compare les lésions microscopiques.

Quand on examine les coupes, même à un faible grossissement, deux faits attirent tout d'abord l'attention : 1° l'intégrité de la gangue conjonctive; 2° l'atrophie des rangées cellulaires et la dilatation des capillaires radiés. Cet aspect est pour ainsi dire constant sur nos coupes, et assez souvent proportionnel à la durée de l'expérience. Jamais nous n'avons vu de bandes scléreuses circulaires enveloppant plusieurs lobules et étouffant la masse cellulaire.

Dans quelques cas exceptionnels, on pouvait noter, à l'aide de forts grossissements, un certain degré d'irritation de l'espace porte et la présence d'un nombre de cellules rondes plus grand qu'à l'état normal. Mais cette irritation s'éteignait d'ordinaire sur place et n'avait pas de tendance à envahir l'espace de Kiernan; de plus elle n'était pas généralisée à tout l'organe; à côté de points légèrement touchés, il en était d'autres absolument sains. La prolifération conjonctive s'arrêtait toujours à l'entrée du lobule et ne pénétrait jamais entre les rangées cellulaires dont la disposition radiée était tout à fait normale.

Jamais nous n'avons vu ces cellules embryonnaires se transformer en tissu fibreux, même dans les foies les plus anciens. Or, il paraît difficile d'admettre que, sous l'influence d'une action continue et longue, le tissu conjonctif ne subisse pas la transformation fibrillaire qui succède d'ordinaire très rapidement à l'irritation embryonnaire. Pour ces raisons, nous pensons que la légère infiltration nucléaire périportale est due, non pas à l'action de l'alcool circulant dans les radicules de la veine porte, mais plutôt à l'absorption de matières irritantes au niveau de l'estomac et parfois de l'intestin grêle altérés. Ce fait est d'autant plus admissible que l'infiltration embryonnaire du foie se montre surtout chez les animaux qui avaient des lésions intenses de gastrite alcoolique.

En résumé, le tissu conjonctif est d'ordinaire absolument intact dans le foie de nos animaux, même quand ils ont été soumis à une intoxication très longue (15 mois). Quand la trame a été irritée, c'est d'une façon très légère et par places absolument limitées. Le stade embryonnaire n'est jamais dépassé ; jamais il n'existe de néoformation fibrillaire. Les cellules du lobule ne sont jamais envahies, et la veine sus-hépatique se fait remarquer par son intégrité absolue.

Mais si le tissu intercellulaire est intact, il n'en est pas de même de la cellule, et c'est sur elle que paraît se porter primitivement l'action des liquides alcooliques. Dans le foie de la cirrhose de Laënnec, l'intégrité relative de la cellule est notée par la plupart des observateurs. Elle résiste très longtemps, et on peut en trouver un grand nombre encore normales, même quand le foie est le siège d'une sclérose extrêmement marquée. Enfin il en est quelquefois qui subissent la dégénérescence graisseuse ; mais c'est une altération accessoire et secondaire qui fait très souvent défaut.

Dans le foie de nos animaux, tout différent a été le processus. La cellule y est touchée primitivement et d'une façon diffuse, comme on peut le voir chez les animaux qui ont rapidement succombé. Cette lésion suit la marche suivante : dans une première période, les cellules s'émoussent, leurs angles disparaissent, le protoplasma se ratatine, le noyau reste bien coloré ; plus tard, l'atrophie du protoplasma s'accentue, les cellules prennent une forme cylindrique et se joignent bout à bout de façon à former de longs boyaux plus ou moins réguliers ; leurs limites sont indécises ; les capillaires intra-lobulaires paraissent extrêmement dilatés et sont vides d'hématies, ce qui indique qu'il ne s'agit pas là de phénomènes de compression pure et simple. Enfin, dans une dernière période, l'atrophie atteint son maximum : le corps cellulaire est réduit à un simple filament protoplasmique faiblement coloré auquel reste parfois accolé un noyau encore visible.

Telle est la marche de la lésion qui commence par l'aplatissement de la cellule pour aboutir à sa destruction complète. Cette lésion cellulaire est constante et identique d'aspect chez tous nos animaux ; nous la regardons comme la marque caractéristique du foie alcoolique expérimental.

Il nous paraît donc établi que l'usage des boissons alcooliques ne réagit pas sur le foie de l'animal de façon à produire des lésions analogues à celles de la cirrhose atrophique. Le foie est touché ; mais ce n'est pas le tissu conjonctif interstitiel qui réagit, c'est la cellule, comme d'ailleurs dans la plupart des intoxications.

Il est évident qu'on ne peut regarder comme un début de cirrhose les noyaux embryonnaires que nous avons quelquefois trouvés autour des espaces portes et dans les fissures. Alors que l'alcool a provoqué des lésions si profondes de la cellule, il paraît inadmissible qu'il ait produit si peu de chose dans le stroma. Et puis, comment expliquer les cas, de beaucoup les plus nombreux, où la gangue conjonctive s'est montrée absolument saine ?

On pourrait objecter qu'il s'agit là, en somme, de lésions jeunes indiquant un début de cirrhose, et que, si l'intoxication avait été plus longue, l'atrophie scléreuse du foie se serait peut-être produite. Nous ferons remarquer que plusieurs de nos animaux ont été intoxiqués pendant un temps assez long (jusqu'à 12-15 mois) pour que des lésions profondes aient eu le temps de se produire. De plus l'élévation des doses administrées devait hâter le développement des altérations.

D'ailleurs, on a publié un certain nombre d'observations (*Kelsh* et *Wannebroucq*, *Dreschfeld*) que l'on regarde comme des exemples de cirrhose au début, bien que pendant la vie on n'ait observé presque aucun des symptômes du mal. La cirrhose était parfois monolobulaire, et les lobules étaient séparés par des amas de cellules jeunes ; mais on signale toujours la présence de cellules fusiformes ou de fibrilles, indiquant la tendance du nouveau tissu vers l'organisation. Or jamais l'expérimentation ne nous a montré évolution pareille. Nous croyons utile de faire remarquer que la plupart des alcooliques succombant à une maladie infectieuse (érysipèle, pneumonie, etc.) on doit tenir compte de ce fait dans l'interprétation des lésions hépatiques. On sait que ces maladies retentissent toujours sur le foie ; de sorte qu'il doit être bien des fois difficile de dire ce qui revient à l'intoxication alcoolique ancienne et à l'infection actuelle (cas de *Kelsch* et *Wannebroucq*).

Nous pensons avoir prouvé que, chez le lapin, l'ingestion prolongée des liquides alcooliques produit sur le foie des lésions qui n'ont aucun rapport avec la cirrhose de Laënnec. Les expériences de Ruge sur des chiens et des lapins, celles de M. Magnan sur un chien, celles de M. Papier sur des poulets, celles de MM. Dujardin-Beaumetz et Audigé sur des porcs, confirment les nôtres dans leurs points essentiels. La cellule hépatique est presque toujours lésée ; jamais le tissu conjonctif n'est irrité.

MM. Straus et Blocq ont constaté la parfaite intégrité des vaisseaux sus-hépatiques, dans leurs lapins intoxiqués. Mais, seuls parmi les expérimentateurs, ils ont déterminé une légère infiltration embryonnaire péri-lobulaire et péri-portale. Or, leurs animaux avaient l'estomac ulcéré ; et il nous semble qu'il est difficile de décider si la lésion hépatique procédait de l'alcool plutôt que de l'ulcération stomacale.

CHAPITRE IV

Clinique. Étiologie de la cirrhose atrophique.

1° CIRRHOSE ATROPHIQUE CHEZ L'ADULTE

La maladie cachectisante dite cirrhose atrophique du foie ou cirrhose de Laënnec est ainsi appelée du nom de l'atrophie scléreuse du foie qu'on rencontre chez ceux qui en meurent.

L'opinion commune est que l'abus des spiritueux est cause de l'atrophie du foie, et que cette atrophie du foie est cause des troubles fonctionnels et de la cachexie de ces malades.

L'expression cirrhose de Laënnec, exprime donc l'idée d'un état pathologique ainsi compris :

1° Une altération du foie provoquée par les spiritueux ;

2° Une maladie, conséquence de l'altération anatomique du foie.

S'il est une notion vulgaire, c'est celle de l'origine alcoolique de la cirrhose atrophique. L'abus de l'alcool impur, pour les uns, du vin pour les autres, est la conséquence directe d'une endopériphlébite qui provoque à son tour la réaction conjonctive.

Nous avons vu, dans un précédent chapitre, que l'expérimentation ne confirme pas cette manière de voir ; que l'intoxication alcoolique, comme la plupart des intoxications, affecte la cellule hépatique qu'elle arrive à faire disparaître ; enfin que la gangue conjonctive reste à peu près indemne, si l'on a soin de respecter l'intégrité du tube gastro-intestinal.

Mais, dira-t-on, ces conditions ne s'appliquent qu'aux animaux. Or, la clinique, dans certaines circonstances, tend aussi à confirmer cette conception et à montrer que la cirrhose atrophique de Laënnec peut évoluer en dehors de toute intoxication alcoolique.

Nous avons observé, dès le début de notre internat, un malade atteint de cirrhose atrophique typique qui, non seulement niait toute habitude alcoolique, ce qui aurait eu peu d'importance, mais qui ne présentait actuellement et n'avait jamais présenté les signes de l'intoxication alcoolique. Une enquête minutieuse faite auprès des parents et des amis de notre malade vint confirmer ses dires. Notre homme ne faisait usage que de cidre, et dans des proportions minimes ; il était impossible de voir là la cause de son mal. Le malade succomba, et l'autopsie révéla les lésions caractéristiques de la cirrhose de Laënnec : foie atrophié, adhérent aux organes voisins, recouvert de granulations, criant sous le couteau, disparition presque complète du petit lobe, rate énorme. Histologiquement, il s'agissait d'une sclérose périportale annulaire et multilobulaire, avec tassement et disparition par places des cellules hépatiques. Il s'agissait donc bien d'un foie de Laënnec, d'une cirrhose atrophique, dite aussi alcoolique.

Ce fait, que nous avons gardé avec soin, n'est pas resté isolé. Nous avons eu l'occasion d'observer d'autres cas analogues, et nos collègues ont bien voulu aussi nous en communiquer quelques-uns. De sorte qu'aujourd'hui nous restons convaincu que la cirrhose atrophique, qu'on regarde par excellence comme d'origine alcoolique, peut échapper dans certains cas à ce mode pathogénique.

Un fait clinique qui nous paraît avoir aussi son importance, c'est la rareté de la cirrhose chez les aliénés. *Pietro Grilli* (1), consultant les registres de l'asile d'aliénés qu'il dirige, ne trouve que six cas de cirrhose dans une série de 30 années. Ce fait est d'autant plus remarquable que l'on doit faire une large part à l'alcoolisme dans la clientèle de l'asile. Cette rareté est encore plus manifeste si l'on songe que la cirrhose atrophique est assez fréquente dans la population ambiante. A l'hôpital général de Santa Maria Nuova, on relève 13 cas par an sur une moyenne de 13 années. La contradiction est évidente, car si l'on admet l'étiologie purement alcoolique de la cirrhose de Laënnec, comment expliquer qu'elle se montre plus rarement dans un asile contenant de nombreux alcooliques que dans un hôpital où ceux-ci sont en proportion relativement moindre ?

D'ailleurs, nombre d'auteurs ont fait cette remarque que parfois l'étiologie alcoolique de la cirrhose de Laënnec ne pouvait être trouvée.

(1) Pietro Grilli. La cirrhosi hepatica se trovo molto raramente nei pazzi. In *Lo Sperimentale*, mai 1889.

Frerichs (1) dit que sur 32 individus atteints de cirrhose, 16 s'adonnaient avec excès aux boissons alcooliques : « parmi les autres plusieurs étaient suspects du même vice ». Il résulte de ce passage qu'il y en avait au moins quelques-uns qui n'étaient pas suspects d'alcoolisme. D'ailleurs, quelques lignes plus loin, il ajoute : « Dans un grand nombre de cas cependant, on ne peut pas s'en prendre à l'abus des spiritueux ou des autres agents irritants ; alors la genèse devient difficile à expliquer. Souvent on ne peut trouver aucune cause déterminante, ou du moins l'influence de celle que l'on découvre est plus ou moins obscure ». Et plus loin, il insiste : « On ne peut nier qu'il existe des espèces de cirrhose dont la cause nous est parfaitement inconnue. J'ai observé cette affection chez un enfant de 10 ans sur lequel aucune des influences sus-énoncées (alcool, syphilis, miasme palustre) n'avait agi ».

Murchison (2) qui est un partisan convaincu de la cirrhose atrophique alcoolique, signale un cas, rapporté plus loin, où il fut impossible de déceler aucun abus de spiritueux. Il admet d'ailleurs que « la cause de cette atrophie est entourée d'une profonde obscurité ».

Le professeur *Jaccoud* (3) s'exprime en ces termes : « Pour la cirrhose commune, les seules causes positives sont l'abus des spiritueux (maladie des buveurs de gin), des épices (*Budd*), la syphilis constitutionnelle, la cachexie paludéenne, l'intoxication chronique par le phosphore (*Wagner*, *Kussner*). La première de ces causes est de beaucoup la plus fréquente. Dans bon nombre de cas, la maladie *se développe sans cause saisissable* ».

Le professeur *Dieulafoy* (4) écrit dans son manuel : « Au nombre des causes qui ont été invoquées pour expliquer le développement de la cirrhose atrophique, il en est une qui est dominante et incontestable : c'est celle de l'alcool ; surtout l'alcoolisme des gens qui mangent peu (*Potain*) Toutefois il est des cas où l'alcoolisme fait défaut, et la vraie cause nous échappe ».

Après avoir parlé de l'alcool qu'il regarde comme la cause princi-

(1) FRERICHS. *Traité pratique des maladies du foie.* (Traduct. DUMÉNIL), 1877, p. 299 et suiv.

(2) MURCHISON. *Traité clinique des maladies du foie*, p. 304.

(3) S. JACCOUD. *Traité de pathologie interne*, 1883.

(4) DIEULAFOY. *Traité de pathologie interne*, 1890.

pale de la cirrhose, le professeur *Charcot* (1) ajoute : « Mais malgré tout il ne faut pas ignorer que l'on connaît un certain nombre de cas où l'alcoolisme n'était pas en jeu. Aussi la dénomination de cirrhose alcoolique, en tant qu'on l'emploierait à désigner la forme d'altération dont il s'agit, ne doit-elle pas être prise au pied de la lettre ».

Eichhorst (2) après avoir rappelé que la cirrhose atrophique est en première ligne la maladie des buveurs et qu'elle paraît être provoquée par un processus inflammatoire du tissu conjonctif interstitiel au voisinage immédiat de la veine porte, dit qu'il existe des points non éclaircis au point de vue de sa cause. Il constate qu'on n'est pas arrivé à reproduire expérimentalement cette affection chez les animaux après l'administration de fortes doses d'alcool, quoique cependant cette affection survienne spontanément chez les animaux domestiques. Il écrit plus loin : « Il reste toujours des cas de cirrhose du foie, en assez grand nombre, dont les causes sont complètement obscures..... Il n'est pas douteux que beaucoup de malades qui ont une vie sobre sont tenus par des médecins comme des buveurs, dans le seul but de trouver ainsi une étiologie à une cirrhose du foie constatée.

Harley (3) après avoir critiqué le terme de foie cirrhotique et celui de foie nodulé, ajoute : « Celui de foie alcoolique est encore plus impropre, car on le rencontre non seulement chez des adultes tempérés, mais encore chez les enfants à la mamelle ».

Il résulte de ces citations que la majorité des auteurs qui ont écrit sur le foie ont observé des cas où des individus sobres ont présenté les signes de la cirrhose atrophique ; tous avouvent que dans certains cas, la cause de l'hépatite ne peut être trouvée.

S'il est vrai qu'il existe des faits bien observés où la cirrhose de Laënnec s'est développée et a évolué en dehors de toute intoxication éthylique, il faut avouer que l'alcool n'est pas absolument indispensable à sa production.

Ce sont les faits rares dont il faut tenir compte dans la pathogénie des maladies ; ce sont eux qui doivent être le point de départ des recherches vers une nouvelle voie.

(1) Charcot. *Maladies du foie et des reins*. Publiées par MM. Bourneville, Sevestre et Brissaud, 1888, t. VI, p. 220-221.

(2) Eichhorst. *Pathologie int. et thérapeutique*, 1889.

(3) Harley. *Maladies du foie*, 1890.

Voici des faits, dont quelques-uns personnels qui démontrent que la cirrhose atrophique peut évoluer avec tous ses signes cliniques et anatomiques chez des individus sobres, n'ayant jamais abusé des boissons alcooliques.

OBS. I. — *Cirrhose atrophique chez un homme de 63 ans. Pas d'alcoolisme. Mort. Autopsie.* (Communiquée par mon collègue AUSCHER.)

Le nommé Spr..., âgé de 63 ans, entre le 3 octobre 1891, salle St-Christophe, lit n° 35, dans le service de M. le professeur G. Sée.

Pas d'antécédents héréditaires.

On ne trouve pas de syphilis, pas d'impaludisme dans des antécédents personnels. Il est marié depuis 25 ans et a toujours mené une vie réglée. Il ne présente aucun des signes de l'intoxication alcoolique (rêves, cauchemars, crampes, tremblement).

Il y a deux ans a souffert d'une infection cardiaque et a eu de l'œdème des membres inférieurs à cette époque.

État actuel. — Le malade entre pour une ascite peu abondante d'ailleurs. Tympanisme abdominal très marqué. Le foie est petit et ne dépasse pas le rebord des fausses côtes.

La rate est volumineuse, mais ne déborde pas à gauche.

Langue blanche et pâteuse, non rôtie, appétit conservé en partie. Selles moulées quoique assez molles, mais décolorées, d'un gris sale, couleur d'argile.

Une ponction faite le lendemain de l'entrée du malade à l'hôpital donne issue à 4 lit. 1/2 de sérosité jaune clair. Pendant 8 jours, il se fait un écoulement assez abondant par la plaie du trocart ; c'est à cette perte qu'on doit attribuer sans doute la diminution de la quantité d'urines dont le maximum quotidien est de 1 litre. Pas d'albuminurie. Urines de couleur brun rouge ; elles donnent par l'acide azotique un disque d'urobiline, surmonté d'un disque d'urates.

Pas d'ictère conjonctival, mais teinte terreuse généralisée, plaques multiples de vitiligo, au niveau des avant-bras et des jambes, la peau est sèche, craquelée, desquamant en fines lamelles. Masses musculaires flasques, et l'on détermine facilement la contraction idio-musculaire.

Malade affaissé, comprend difficilement les questions qu'on lui pose. Depuis la ponction qui lui a été faite, il a, la nuit, du subdélire ; il veut sortir du lit, dérange les draps.

Quelques irrégularités cardiaques, mais pas de lésions valvulaires.

Pendant la fin du mois d'octobre, l'appétit diminue de plus en plus, la langue se rôtit, les urines sont chaque jour moins abondantes.

3 novembre. Œdème des membres inférieurs. Anurie presque absolue.

Le 5. Depuis 8 jours, somnolence continue. Le malade ne parle plus ; le plus souvent immobile sur son lit, il est dans le décubitus dorsal, les cuisses fléchies sur l'abdomen, les bras et les avant-bras ramenés sur la poitrine.

Trismus assez marqué. Léger degré de blépharospasme ; la sclérotique offre une teinte ictérique très légère du côté de l'œil droit, ecchymose sous-conjonctivale.

Pouls à 110, assez régulier. La pointe du cœur bat dans le 5e espace, un peu en dehors de la ligne mamelonnaire. Léger bruit systolique à l'orifice tricuspide.

Le 6. Contracture légère des membres supérieurs. Langue sèche, rôtie sur les bords. Dilatation des veines sous-cutanées peu marquée.

Incontinence d'urine.

Le 7. Mort dans le subdélire.

Autopsie (30 heures après la mort). — A l'ouverture de l'abdomen, il s'écoule environ 6 litres d'un liquide jaune verdâtre.

Lésions de splénisation aux bases des deux poumons. Quelques adhérences celluleuses.

Cœur. — Parois flasques. Petite plaque d'athérome sur la grande valve de la mitrale. Orifices artériels sains. Pas de sclérose du myocarde ni d'épaississement des coronaires. L'aorte présente quelques incrustations athéromateuses.

Reins. — Peu altérés, sauf un peu de cyanose de la substance médullaire.

Rate. — 14 centim. de longueur, gris ardoisé, ferme ; pèse 120 gr.

Foie. — Petit, dur, rétracté. Il pèse 650 gr.

La surface blanchâtre est granuleuse ; les granulations qui font saillie ont le volume de grains de plomb du n° 0 au n° 10.

Le tissu est élastique et crie sous le couteau. La surface de section offre des grains roux du volume précédemment indiqué ; ils font saillie au-dessus des travées grisâtres qui les enserrent.

Vésicule biliaire. — Épaissie, adhérente à l'angle colique. *Veine porte* extrahépatique, libre.

Il existe une petite hémorrhagie dans la partie supérieure du noyau lenticulaire.

Examen histologique. — Gros anneaux de tissu scléreux enveloppant plusieurs lobules et ayant pour point de départ les rameaux prélobulaires de la veine porte. Dans ce tissu fibreux, quelques canalicules de nouvelle formation. Une grande quantité de cellules hépatiques ont disparu, étouffées ; quelques-unes, peu nombreuses, sont en dégénérescence graisseuse ; le reste, formant des amas arrondis, paraît sain.

Obs. II (Personnelle). — *Cirrhose atrophique du foie chez une femme de 42 ans. Pas d'alcoolisme. Ascite abondante. Développement très marqué des veines de l'abdomen. Splénomégalie.* — La nommée Madeleine K..., garde-malade, âgée de 42 ans, entrée à l'Hôtel-Dieu, dans le service de M. le professeur Proust, le 25 janvier 1890.

Père mort d'une attaque d'apoplexie. Mère morte à la suite d'une hémorrhagie cérébrale.

Réglée à 13 ans. Mariée à 18 ans ; a eu 3 enfants. Il y a 9 ans, à la suite de sa dernière couche, elle s'est mise à tousser et à être oppressée, quand elle faisait quelque effort. La malade n'a jamais eu de cauchemars, ni de pituites, ni de crampes dans les jambes. Elle ne présente aucun trouble de la sensibilité. Elle nie avoir jamais fait d'excès de boissons alcooliques, déclaration qui est confirmée par les parents et les personnes qui sont venues lui rendre visite.

Il y a 5 ans, attaque de rhumatisme subaigu qui lui a laissé des déformations aux mains et aux orteils. Il y a 5 mois, suppression brusque des règles qui a duré 3 mois. Aussitôt après, le ventre a augmenté de volume, de l'œdème s'est montré aux jambes. L'œdème des membres inférieurs a cédé à l'emploi de la digitale. Vers le milieu du mois de janvier, l'abdomen a grossi énormément, et la malade entre à l'hôpital pour qu'on lui pratique la paracentèse de l'abdomen.

25 janvier. Ponction. On retire 12 litres de liquide citrin.

1er février. La malade se déclare soulagée. L'ascite a cependant reparu et la sensation de flot est très appréciable.

Le foie est diminué de volume. Il donne à la percussion 10 centim. suivant la ligne mamelonnaire. Il est impossible de le sentir sous les côtes à la palpation. La rate est volumineuse et donne une matité de 12 centim. sur 11.

Les veines sous-cutanées sont très développées autour de l'ombilic. Il n'y a pas d'ictère.

Le 5. Œdème léger périmalléolaire. Il existe un bruit de souffle léger à la base du cœur. Battements cardiaques réguliers mais faibles. Appétit mauvais. Ballonnement à l'épigastre après le repas. Régime lacté absolu. Urines rares : 1 litre par 24 heures. Densité : 1028 ; donnent un dépôt abondant d'urates disparaissant par la chaleur. Nuage léger d'albumine. Quelques sibilances à la base des deux poumons.

Le 10. Vomissements aqueux dans la nuit. Nausées. Il existe ce matin un mouvement fébrile léger : 38°,4 dans l'aisselle. Le frottement de la base du cœur a disparu. Les règles se sont montrées, peu abondantes.

Le 14. Abdomen ballonné ; il existe une quantité considérable de liquide dans le péritoine. La matité remonte jusqu'à l'ombilic.

Le 21. Anorexie absolue. L'amaigrissement fait des progrès rapides. La face a une teinte terreuse, et les yeux sont profondément excavés. Urines : 1,100 gr. légèrement albumineuses.

Le 22. L'ascite fait des progrès ; les jambes sont œdématiées jusqu'au genou depuis 2 jours. Les battements du cœur sont irréguliers, et la malade se plaint de tension à l'épigastre et de dyspnée.

Le 23. La malade a eu un accès d'étouffement. On pratique une 2e ponction de l'abdomen à droite. On retire 16 litres de liquide séreux. Après la ponction, le foie se présente sous le rebord costal. Il est extrêmement dur, très mobile, et on sent le bord antérieur et une partie de la face supérieure irréguliers et granuleux. La palpation est très facile, la paroi de l'abdomen est très mince.

Le 24. Pas de vomissements. Météorisme abdominal. Constipation.

Le 26. Le liquide se reproduit ; il y a de la matité dans les flancs. On fait l'épreuve de la glycosurie alimentaire ; elle est négative.

Le 28. La malade sort, malgré nos conseils.

En somme, il s'agit d'une femme de 42 ans, sobre, et qui est atteinte de cirrhose atrophique du foie. Le soin que nous avons pris à nous renseigner sur ses habitudes passées est un sûr garant de ses déclarations. Nous n'avons pas eu l'examen nécroscopique, mais nous avons appris que la malade a succombé en ville, dans le marasme, extrêmement émaciée. Elle n'a jamais eu d'ictère, et on a été obligé de lui pratiquer une 3e ponction.

Obs. III (Personnelle). — *Cirrhose atrophique chez une femme de 43 ans. Ponction.* — La nommée G..., Marie, âgée de 43 ans, journalière, entrée le 25 janvier 1891, à l'Hôtel-Dieu, dans le service de M. le professeur Proust, et est couchée salle Sainte-Madeleine, nº 5.

Pas de renseignements sur les parents.

Réglée à 15 ans, toujours bien depuis cette époque. Mariée à l'âge de 21 ans, elle a eu 3 enfants qui sont en bonne santé. A toujours eu des habitudes sobres, et ne présente aucun signe d'éthylisme. Pas de cauchemars, ni de tremblements, ni de pituites, ni de crampes.

Depuis 8 ans, elle tousse l'hiver, mais n'a jamais eu d'hémoptysie. Vers le mois de décembre 1890, la malade s'aperçoit que la région hépatique était sensible ; mais la douleur disparaissait dans la journée et n'empêchait pas la malade de vaquer à ses occupations. Quelques semaines après, le ventre se mit à grossir, et les vêtements deviennent trop étroits.

Au mois de mars, elle s'alite, ses pieds se tuméfient, et elle a des épistaxis abondantes. L'appétit diminue. Elle n'a eu d'ictère à aucun moment de sa maladie. En mai, les épistaxis deviennent plus fréquentes ; la malade perd tout à fait l'appétit et maigrit considérablement.

État actuel. — Femme grande, sèche. Facies pâle, yeux excavés, muqueuses décolorées. L'abdomen est énorme, dilaté vers les flancs avec de grosses veines bien marquées surtout au-dessus de l'ombilic. Petite zone sonore péri-ombilicale. Tout le reste est mat, et donne la sensation de flot. Le foie est impossible à explorer. La rate, très volumineuse, peut être sentie sous le rebord des fausses côtes gauches. Les battements du cœur sont sourds, mais réguliers ; le pouls est petit et dépressible. Langue blanche. Appétit nul. Constipation absolue. Râles fins disséminés aux bases des deux poumons.

Membres inférieurs œdématiés jusqu'à mi-cuisse. A la partie interne des deux jambes existent de petites taches lenticulaires purpuriques.

Apyrexie. Les urines sont rouge foncé, assez abondantes (1,400 grammes). Pas d'albumine.

27 juin. On pratique une ponction, et l'on retire 14 litres de liquide séreux, jaunâtre, fortement mousseux.

Après la paracentèse, on peut palper le foie qui atteint à peine le rebord costal ; il est extrêmement mobile dans l'abdomen, et a une consistance ligneuse. On peut sentir des rugosités arrondies à surface. La rate est très appréciable à gauche dans la partie supérieure de l'hypocondre. Par la percussion, elle mesure 14 centim. de large sur 12 de hauteur. Pas de fièvre, appétit mauvais.

Le 28. La malade demande à sortir. Elle n'était venue à l'hôpital, dit-elle, que pour qu'on lui pratique la ponction abdominale.

Obs. IV (Inédite). Due à l'obligeance de mon collègue d'Hotman de Villiers.) — *Cirrhose atrophique. Ascite. Ponctions consécutives. Pas d'alcoolisme.* — Une nommée P..., cuisinière, âgée de 57 ans, est entrée à l'Hôtel-Dieu, salle Sainte-Anne, lit n° 1, le 17 avril 1891, pour une ascite considérable dont le début remonte à 3 mois à peine.

Père mort paralytique à 67 ans ; mère morte à 76 ans d'une fluxion de poitrine. Deux frères et une sœur très bien portants.

Aucune maladie dans le jeune âge ; réglée à 15 ans, toujours régulièrement jusqu'à la ménopause à 46 ans. Mariée à 19 ans, elle a eu une fille, âgée aujourd'hui de 32 ans et bien portante.

Notre malade a eu une attaque de rhumatisme articulaire aigu il y a une vingtaine d'années ; guérison complète. Nous ne trouvons aucune trace d'alcoolisme aigu ou chronique. Jamais de cauchemars, sommeil tranquille, pas de diarrhées ni de pituites matinales, appétit excellent. De bonne heure à son travail et jouissant de la confiance de ses maîtres, cette femme paraît toujours avoir été d'une grande sobriété, non-seulement d'après ses dires, mais aussi d'après les renseignements que nous avons recueillis de ses proches et des personnes chez qui elle avait été employée durant de longues années (12 ans).

Il y a 3 mois, elle s'aperçoit que son ventre grossit ; elle n'y attache qu'une médiocre attention. Un mois après, le ventre avait presque doublé de volume. A ce moment, l'évolution reste stationnaire, et jusqu'à la semaine dernière la malade n'a cessé de travailler. Pendant toute cette période, l'appétit et le sommeil sont excellents, et ce n'est guère que depuis une vingtaine de jours que l'augmentation de volume de l'abdomen l'a gênée pour travailler. Quelques jours avant son entrée dans le service, elle a eu un commencement d'œdème des membres inférieurs qui n'a fait qu'augmenter jusqu'au jour où nous lui avons pratiqué la première ponction.

Examinée le lendemain de son entrée, elle présente un léger souffle d'insuffisance mitrale, rien dans les poumons. Teint légèrement subictérique, conjonctives à peine nuancées,

Ventre tendu, dur, lisse ; cicatrice ombilicale non déplissée. Circulation supplémentaire très apparente. A la percussion, la matité du cœur est un peu déplacée, mais on peut délimiter assez facilement son volume. La matité abdominale se déplace suivant les diverses positions qu'on donne à la malade. Le foie est refoulé en haut ; on ne peut le sentir à la palpation ; seulement on trouve au niveau des sixième et septième côtes droites une zone de matité peu étendue.

En pratiquant le toucher vaginal, on sent dans le cul-de-sac latéral gauche la présence d'une tumeur peu mobile. L'utérus est en latéroflexion droite, le col remonté et les culs-de-sac vaginaux à peine saillants. Il s'agissait là d'un kyste de l'ovaire dont les signes se surajoutaient à ceux de l'ascite.

Température axil. : 37°,2 ; chiffre qui a été rarement dépassé pendant le séjour de la malade dans le service.

Pouls normal : 75-80 pulsations à la minute. Artères saines.

Urines peu abondantes, rouges, chargées d'urates. Rétention d'urine pendant les deux premiers jours. Catéthérisme ; déplacement de la vessie et du canal de l'urèthre.

La gêne respiratoire augmente. On fait une ponction le 25 avril. On retire 8 litres d'un liquide séreux et citrin.

L'examen de la cavité abdominale, après ponction, nous fait reconnaître un foie petit, saillant, à bord mousses et à surface grenue, dur. La rate est volumineuse, indurée et se sent sous le rebord des fausses côtes gauches. Le diagnostic de cirrhose atrophique du foie s'imposait ici.

Régime lacté. Iodure de potassium comme traitement.

L'œdème des membres inférieurs diminue.

Le liquide ascitique se reproduit avec la plus grande rapidité.

Voici le tableau des ponctions successives :

Le 1er mai, 7 litres 1/2.
Le 10 » 8 » 1/2.
Le 21 » 10 »
Le 4 juin, 10 »
Le 10 » 9 »

Après la quatrième ponction, l'état général devient mauvais ; l'appétit et le sommeil disparaissent petit à petit. Diarrhée et vomissements après la cinquième ponction. Mort dans le marasme, le 11 juin, lendemain de la dernière ponction.

Autopsie. — Poumon, plèvre et péricarde sains. Cœur de volume normal, avec un léger épaississement de la valvule mitrale.

L'ouverture de l'abdomen s'accompagne de l'issue en jet d'une quantité considérable de liquide ascitique. Intestins distendus par des gaz. Estomac dilaté. Le grand épiploon épaissi, injecté, adhère fortement au bas à la partie gauche et supérieure de l'utérus ainsi qu'à une tumeur kystique de l'ovaire.

Foie petit, bosselé, très granuleux, recouvert d'un enduit fibrineux. L'atrophie porte surtout sur le lobe gauche, dont le volume est réduit de deux tiers. Les granulations sont plus saillantes sur ce lobe que sur le droit : il est ratatiné. Le lobe de Spigel déformé, est fortement atrophié. Le lobe droit bosselé présente, par places seulement, des granulations saillantes. Le poids total du foie est de 420 grammes, il ressemble par son volume à peu près à une tête de fœtus à terme. A la coupe, le tissu apparaît jaunâtre, hérissé de granulations : des tractus fibreux très apparents les entourent et traversent en différentes directions la surface de coupe.

La rate, volumineuse, est entourée d'une véritable coque fibreuse adhérant aux organes voisins, surtout à la grosse tubérosité de l'estomac, au rein gauche et au côlon descendant ; on est obligé de l'énucléer avec les doigts.

L'estomac est un peu dilaté ; muqueuse blanc-grisâtre, paraît saine.

Pas de dilatation des veines de l'œsophage ; mais à la surface de la muqueuse, on voit de petites plaques blanches, lenticulaires, ayant une consistance crétacée.

Vaisseaux du rein normaux, pas d'altération du parenchyme.

Vessie petite, non altérée.

Examen histologique du foie. — Le tissu conjonctif extrêmement abondant forme de larges bandes roses plus ou moins circulaires qui embrassent des portions de parenchyme relativement considérables. Ces bandes sont formées par des fibres adultes avec des noyaux embryonnaires nombreux surtout au niveau des points où elles entrent en contact avec le parenchyme glandulaire. Le tissu de nouvelle formation ne pénètre pas en général entre les cellules. La veine porte est entourée par une zone très épaisse de tissu fibreux ; elle paraît gorgée de globules rouges ; les voies biliaires sont peu touchées ainsi que les rameaux de la veine sus-hépatique.

La cellule hépatique est atrophiée par îlots ; en ces points sa forme est difficile à limiter et le noyau est peu visible, la pigmentation est assez fréquente. Enfin, surtout au niveau de la veine sus-hépatique, on peut voir quelques cellules graisseuses qui se colorent en noir par l'osmium ; cette dégénérescence est d'ailleurs rare.

Obs. V. (Frerichs.) — *Cirrhose atrophique du foie sans cause appréciable. Pas d'excès de boissons spiritueuses.* — Georges M..., âgé de 66 ans, était atteint depuis 5 semaines d'une ascite sans œdème des pieds, lorsque le 5 décembre 1856, il entre à l'hôpital Allerheiligen, se plaignant d'une gêne extrême de la respiration. Les organes thoraciques n'offrent aucune altération essentielle ; comme causes de la dyspnée, on peut seulement noter le refoulement en haut du diaphragme et l'existence de râles muqueux à la partie postérieure et inférieure des deux poumons. L'abdomen est soulevé en boule et fluctuant, les veines des parois sont fortement dilatées. La matité hépatique est sur la ligne mamelonnaire de 3 cent., la rate sensiblement hypertrophiée dépasse le bord des 11e et 12e côtes. La langue est nette, mais l'appétit reste faible, chaque jour il y a une selle pâle et ténue ; tympanisme considérable. Urines rares et rouges. Le malade affirme que jusque-là sa santé avait toujours été bonne et que jamais il n'a fait d'excès de spiritueux.

Sous l'influence de l'emploi de la rhubarbe, la gêne respiratoire diminue, l'appétit se réveille ; pendant 10 jours le malade éprouve dans son état une amélioration sensible, mais de temps en temps l'ascite et le tympanisme augmentent de nouveau et la dyspnée devient très forte. L'emploi d'une décoction de coloquinte provoqua plusieurs selles copieuses et liquides, mais il n'en résulta aucune amélioration. On pratiqua donc la ponction et environ 10 litres de liquide séreux furent évacués. Cette opération fut suivie d'une diminution passagère des troubles menaçants de la respiration ; mais au bout de quelques jours survint le collapsus mortel. L'examen du foie, fait immédiatement après la paracentèse, donna une matité de 6 cent. sur la ligne mamelonnaire.

Autopsie. — Rien d'anormal dans la cavité crânienne. La muqueuse des conduits aériens est rouge et ecchymosée çà et là ; les poumons sont gorgés de sang et œdémateux. Les muscles papillaires du cœur, surtout ceux du ventricule gauche, sont pâles, friables et chargés de graisse ; les valvules sont normales.

La rate a doublé de volume, sa capsule est opaque et épaissie, son parenchyme mollasse et plein de sang.

Les parois abdominales et l'épiploon sont gras, la muqueuse de l'estomac et celle de l'intestin grêle est pâle; elle devient livide et épaisse dans le côlon. Fèces solides et brunes.

Reins normaux. On remarque seulement quelques petits kystes gros comme un pois et dans les pyramides des infarctus calcaires. Le foie était uni aux parties voisines par de nombreuses adhérences, il était un peu plus petit que d'habitude et sa surface était couverte de nodosités grosses comme une lentille ou un pois tout au plus. Ces nodosités apparaissent sur une coupe de l'organe en groupes plus ou moins considérables, un certain nombre d'entre elles présentent une coloration ictérique intense. Les parois des branches principales de la veine porte sont épaissies et ressemblent par leur blancheur et leur dureté à des artères. Elles renferment un sang épais, semblable à du goudron mais sans coagulum volumineux. Les cellules des granulations que circonscrit un tissu unissant amorphe, sont envahies par de la graisse et du pigment. Dans la vésicule biliaire on trouve une petite quantité d'un liquide trouble et jaune gris.

Le liquide extrait par la ponction contenait beaucoup de leucine et beaucoup de sucre.

Obs. VI. (Résumée. Murchison.) — *Cirrhose. Hématémèse persistante; premier début notable. Ascite. Mort. Autopsie.* — Thomas R..., batelier, entre à St-Thomas le 18 avril 1874. Père vivant, âgé de 70 ans, bien portant. Mère morte à 43 ans.

Jusqu'à l'âge de 43 ans, il a été lui-même dans les pays tropicaux et a été affecté de dysenterie et de fièvre palutre. Il n'avait pas mené une vie sobre, mais, sauf de temps en temps de la constipation et un peu de distension de l'abdomen, il avait toujours joui d'une bonne santé.

Le matin du 24 mars, de bonne heure, il vomit plusieurs pintes de sang noir. Le lendemain, il vomit encore une grande quantité de sang, et depuis lors les vomissements ont continué. L'abdomen a grossi rapidement ; mais pas de douleur. Les jointures ont commencé à enfler quelques jours avant son entrée.

A son entrée, teint blême ; pas d'ictère, léger œdème des jambes. Abdomen distendu contient une grande quantité de liquide. Développement marqué des veines de l'abdomen. Foie petit, langue pâle et fissurée, dépourvue d'épithéliums. Pas de fièvre. Affaiblissement général, et mort le 24 avril avec des hémorrhagies par l'estomac et l'intestin.

Autopsie. — 10 litres de liquide dans le péritoine ; ce dernier fortement épaissi. Nombreuses adhérences qui fixent le foie au diaphragme, à l'estomac et aux autres parties. Rate grosse et adhérente. Capsule de la rate et du foie épaissies, ainsi que l'épiploon et le mésentère. Foie très petit ; après avoir enlevé la capsule, on constate que la surface est nodulée. A la coupe, bandes fibreuses résistantes qui séparent des îlots de tissu glandulaire. Dans le côlon, matières fécales semblables à du goudron. Cœur et reins normaux.

C'est à propos de ce fait que Murchison ajoute : « La cause de l'atrophie est entourée d'une grande obscurité ».

Obs. VII. Résumée. (Foucault.) *Bull. Soc. anat.*, 1867. — *Cirrhose du foie. Hypertrophie de la rate. Pas d'alcoolisme. Mort. Autopsie.* — X..., âgé de 45 ans, journalier, entre le 9 septembre 1867 à la Pitié, dans le service de M. Marotte.

Antécédents du malade absolument négatifs. Bonne santé habituelle. Aucune affection syphilitique ou paludéenne. Il repousse avec énergie et à plusieurs reprises toute habitude alcoolique.

Malade depuis 2 mois environ, époque à laquelle il a vu son ventre se tuméfier et a commencé à maigrir.

A son entrée, gêne de la respiration. Ventre volumineux avec ascite. Pas d'œdème des membres inférieurs. Pas de vomissements. Constipation. Urines foncées, non albumineuses. Le foie atteint le rebord costal. La rate n'attire pas l'attention.

4 octobre. Ponction : on retire 16 litres de liquide. Après la ponction, on peut sentir la rate qui envahissait la région iliaque gauche. L'amaigrissement fait des progrès rapides ; conjonctives subictériques. Coliques et distension gazeuse de l'abdomen. Pas de vomissements.

25 octobre. 2e ponction qui donne issue à 16 litres de liquide. La rate est énorme, le foie peu diminué de volume, mais très dur.

21 novembre, 3e ponction. A la suite, phénomènes de péritonite : doulours vives dans le flanc droit, avec frissons, sueurs froides, nausées. Pouls petit, misérable, abdominal.

Mort le 24 novembre au soir.

Autopsie.— Signes de péritonite plus marqués du côté droit avec pseudo-membranes. Foie petit : 1,350 grammes. A la surface périhépatite ancienne. Les faces et les bords sont hérissés de mamelons de volume variable, confluents. La coupe sèche, montre la même disposition lobulée par hypertrophie des trabécules conjonctifs du parenchyme. Consistance très dure. Couleur jaune rougeâtre. Rate pèse 930 grammes, forme conservée. Consistance très ferme, le parenchyme crie sous le scalpel, et est sillonné de tractus fibreux. Quelques plaques d'athérome à l'aorte.

Poumon et estomac sains.

L'auteur insiste en terminant sur ce fait que le malade n'avait aucun antécédent paludéen, syphilitique ni surtout alcoolique.

Obs. VIII. — (Moris Wolley.) Soc. méd. de Brooklyn. In *Brooklyn med. journ.*, 1889, p. 241. — *Cirrhose du foie non alcoolique.*

Il s'agit d'un homme de 25 ans soigné pour un gonflement de l'abdomen et de l'ascite. On avait pensé à une obstruction de la veine porte et à une affection du cœur.

L'auteur l'examine, pratique la paracentèse, et constate après la ponction que le foie est dur et rétracté. Il porte le dianostic de cirrhose atrophique. Le malade éprouve du soulagement, mais deux mois après, l'abdomen étant de nouveau fortement distendu, on pratique une 2me ponction de 20 litres. Le malade succomba quelque temps après.

A l'autopsie, on trouva le foie adhérent, réduit de moitié en volume, clouté. Il avait la forme d'un large utérus.

Au microscope, on constata les lésions de la cirrhose atrophique avec de larges bandes fibroïdes enserrantes et quelques cellules embryonnaires dans les espaces interlobulaires.

La rate était trois fois plus volumineuse que normalement.

L'auteur affirme que le malade n'avait jamais fait abus de boissons spiritueuses et qu'il ne présentait aucun signe d'alcoolisme. D'ailleurs le père interrogé confirma les dires du malade.

Ce fait est rapporté comme un exemple curieux de cirrhose atrophique du foie sans étiologie alcoolique. L'auteur ajoute: « Je crois que la cirrhose n'est pas une maladie rare, et qu'elle peut être produite par toute cause amenant un état hyperhémique du foie. Tels: les désordres gastro-intestinaux prolongés qui peuvent être dus à une alimentation trop abondante, l'usage des légumes, des farineux, l'alcool, ou encore l'infection paludéenne. »

2° CIRRHOSE ATROPHIQUE CHEZ L'ENFANT

Nous avons recherché si, dans la pathologie infantile, il serait possible de trouver des cas de cirrhose atrophique du foie en dehors de toute maladie générale ou infectieuse. Les livres classiques sont souvent muets, et quand ils font allusion à des faits de ce genre, c'est pour constater leur extrême rareté. (*Rilliet* et *Barthez*, *Gehrardt*, *Descroizilles*.)

MM. *Laure* et *Honorat* (1) ont montré que l'existence de l'hépatite chronique n'était pas rare dans l'enfance, en dehors de l'influence banale de la syphilis, de l'impaludisme, de l'alcoolisme. Un certain nombre de faits publiés par les auteurs anglais montrent que, dans les classes pauvres, l'alcoolisme est très répandu, et que les enfants peuvent participer à l'intoxication : quelques exemples de foies cloutés chez les enfants peuvent être ramenés à cette étiologie. Mais les auteurs que nous citons pensent que, dans un certain nombre de cas, la lésion hépatique est consécutive à une maladie infectieuse, la rougeole, la scarlatine, la diphtérie..... A côté de lésions cellulaires manifestes catactérisées par l'état trouble ou la dégénérescense graisseuse, ils décrivent sur des foies de rubéoliques l'élargissement des espaces portes, l'infiltration embryonnaire péri vasculaire, l'épaississement

(1) LAURE et HONORAT. Etude sur la cirrhose infantile. In *Revue des maladies de l'enfance*, mars, avril 1887.

des tuniques artérielles et veineuses. Les capillaires intra lobulaires sont d'ordinaire dilatés. Dans la majorité des cas, ces lésions sont appelées à disparaître avec la maladie qui les a engendrées ; mais dans quelques circonstances elles peuvent devenir persistantes et constituer de vraies cirrhoses, absolument comme les lésions chroniques des reins qui succèdent aux néphrites infectieuses.

Il y a loin évidemment de ces lésions à l'atrophie systématique du foie, dans la cirrhose de Laënnec ; mais ces faits prouvent au moins que chez l'enfant, qui est un bon terrain d'observation lorsqu'il n'y a pas de tare organique, le tissu conjonctif du foie peut proliférer et devenir scléreux.

Nous avons parcouru les observations publiées et nous en avons trouvé quelques-unes qui peuvent rentrer dans le cadre de la cirrhose atrophique, on les trouvera plus loin.

D'ailleurs M. *Rendu*, dans l'article du Dictionnaire encyclopédique, après avoir dit que, dans quelques observations publiées sous le nom de cirrhose atrophique chez l'enfant, il devait y avoir un désordre primitif des voies biliaires, ajoute : « mais tous les faits publiés de cirrhose chez les jeunes enfants ne présentent pas ce caractère, et pour quelques-uns, la cause est véritablement obscure. Peut-être faut-il alors admettre avec *Gordon*, la propagation au foie d'une inflammation du duodénum ou d'une péritonite locale ; mais c'est là une hypothèse que des observations ultérieures pourront seules justifier».

Il nous paraît certain que la cirrhose atrophique a été observée chez l'enfant avec ses caractères ordinaires, et dans des cas où l'action de l'alcool ne pouvait être suspectée. Ces faits sont intéressants puisqu'ils montrent que l'atrophie scléreuse du foie type Laënnec, peut se montrer en dehors de sa cause banale.

Obs. IX. (Résumée). (J. Cazalis. *Bull. Soc. anat.*, 4 décembre 1874, p. 878 et suiv.) — *Ascite Œdème des membres inférieurs ; albuminurie chez un enfant de 7 ans. Ponction de l'abdomen Mort. Autopsie : cirrhose du foie.* — Nathalie H.., âgée de 7 ans, entre le 11 janvier 1871 à l'hôpital Sainte-Eugénie, salle Sainte-Marguerite, n° 7.

Réfugiée à Paris avec ses parents à l'approche de l'armée prussienne, elle a beaucoup souffert du froid et de la faim. Elle dit être arrivée à Paris en bonne santé, mais bientôt elle est tombée malade, et son ventre grossissait depuis 2 mois environ. Il fut impossible de savoir à quelle époque l'œdème des membres inférieurs avait apparu.

Il existait, en effet, chez cette enfant, un œdème des membres inférieurs modéré, indolent ; la peau était blanche. L'abdomen était distendu par de l'ascite. Membres supérieurs et face amaigris. Pas de lésions du cœur, pas de dyspnée ; quelques râles sonores dans les poumons, et quelques bulles aux deux bases. Urines notablement albumineuses. Dilatation marquée des veines sous-cutanées de l'abdomen.

Le 17 janvier, matité et souffle aux deux bases des poumons ; râles sous-crépitants au-dessus. Pouls : 132. Augmentation de l'ascite et de l'œdème des membres inférieurs ; on pratique des piqûres au niveau des malléoles.

Le 27, on pratique une ponction : 5 litres 1/2 de sérosité translucide. Infiltration progressive des poumons, épanchement pleural abondant. Un erysipèle se développe autour de l'ombilic. Gangrène de la vulve.

Mort le 24 février.

AUTOPSIE. — Épanchement abondant dans les plèvres. Œdème et atélectasie pulmonaires. Cœur sain.

Il reste environ 2 litres de sérosité dans l'abdomen. Foie, très petit ; présente des traces de périhépatite chronique : surface nettement mamelonnée. Les sillons qui circonscrivaient les mamelons étaient formés par le parenchyme hépatique brun. A la coupe, le tissu est très dur, résiste au scalpel ; les tractus de la capsule de Glisson sont énormément développés ; la substance parenchymateuse, circonscrite par le tissu fibreux, est dure et d'un brun foncé uniforme. Les rameaux de la veine porte furent disséqués dans une certaine étendue et étaient entourés par une masse abondante de tissu fibreux.

La rate, volumineuse, portait des traces de périsplénite.

Entre le rectum et la vessie, le péritoine était couvert de fausses membranes molles et grisâtres. Le gros intestin était légèrement congestionné. Les reins, de volume normal, étaient un peu pâles, peut-être légèrement graisseux.

Devant les résultats de cette autopsie, on pouvait se demander si on avait eu là affaire simplement à une cirrhose du foie. En effet, on trouvait d'une part un certain état graisseux du rein qui avait produit l'albuminurie, d'autre part une péritonite subaiguë assez généralisée. Mais la lésion rénale était bien peu de chose, les reins avaient leur volume normal. Quant aux lésions du péritoine, elles consistaient simplement en fausses membranes peu anciennes, dans le cul-de-sac recto-utérin, un peu plus âgées sur le foie et sur la rate, mais n'offrant pas les caractères d'ancienneté de la lésion du foie, assez avancée déjà pour avoir amené l'atrophie d'une partie de la glande.

OBS. X. (Résumée.) CAZALIS, *loc. cit.* — *Cirrhose du foie chez une enfant de 9 ans.* — Marie-Valentine L..., âgée de 9 ans, entre le 18 mars 1870, salle Sainte-Marguerite, n° 8, à l'hôpital Sainte-Eugénie.

Les parents disent que le 6 du même mois, elle était tombée subitement malade au milieu d'un état de santé médiocre qui les inquiétait depuis longtemps. Elle fut prise de douleurs de tête, de gorge et d'estomac, avec fièvre vive, délire pendant deux jours, vomissements et trois épistaxis fort abondantes. Le ventre, déjà un peu gros, devint volumineux, et on conduisit l'enfant à l'hôpital.

Enfant de taille moyenne. Ictère léger. Veines des parois de l'abdomen très développées ; ascite considérable. Le foie atteint à peine le rebord des fausses côtes. Cuisses légèrement œdématiées Épanchement modéré à la base du poumon gauche.

Il était certain qu'on avait affaire à une affection aiguë entée sur une maladie chronique, ce que confirma le récit des parents. La petite malade avait été nourrie au sein jusqu'à 18 mois. A 3 ans, rougeole. A 7 ans, fièvre muqueuse. A partir de cette époque, le ventre devint volumineux, quoique modérément. Digestions pénibles avec ténesme. En avril 1869, jaunisse qui dure deux mois, pendant le cours de laquelle le ventre grossit encore. Père et mère ni alcooliques, ni syphilitiques.

L'enfant passa d'abord par une période aiguë avec fièvre vive, diarrhée, délire. Puis tout se calma, sauf l'ascite qui augmentait.

8 avril. Ponction ; on retire quatre litres de liquide. Matité du foie peu étendue ; on ne peut le sentir au-dessous des fausses côtes. Rate volumineuse ; occupe l'hypocondre, le flanc gauche, et s'avance jusqu'à la région hypogastrique. A la suite de la ponction, signes de péritonite : douleurs vives, vomissements verts se montrent, et l'enfant succombe le 17 avril dans le marasme.

AUTOPSIE (30 heures après la mort). — Pas d'épanchement pleural, mais adhérences qui unissent fortement le poumon à la paroi thoracique.

Des adhérences peu résistantes unissaient les parois abdominales aux viscères de la cavité et ces derniers entre eux.

Foie très atrophié. Son volume n'égalait pas celui du poing d'un adulte ; il mesurait 11 centim. de longueur et 6 dans la plus grande largeur. Le lobe gauche mesurait 1 centim. 1/2 d'épaisseur, le droit 3 centim. 1/2. Il était uni au diaphragme par de nombreuses adhérences fragiles. Une lamelle transparente de périhépatite l'entourait tout entier. Il était partout mamelonné : mamelons jaunes, séparés par d'épaisses cloisons grises. Un pointillé rouge général répondait à de petites étoiles vasculaires sous-péritonéales. A la coupe, tissu fibreux gris, considérable, avec de nombreux vaisseaux béants. Dans le stroma hypertrophié étaient épars de nombreux îlots de tissu glandulaire jaune et mou. Quelques parties du foie étaient le siège d'une forte congestion.

La rate, de même longueur que le foie, était plus épaisse, et avait une consistance ferme, une coloration normale.

Reins normaux. Psorentérie du gros intestin.

Examen histologique du foie. — Les parties jaunes se composaient de cellules déformées et de granulations plus ou moins fines, les unes graisseuses, les autres fortement colorées en jaune ; à côté, on voyait des cellules bien conservées montrant des contours nets et un noyau granuleux. Les cellules encore saines, les amas de détritus et de granulations étaient toujours fortement colorés en jaune. Le tissu fibreux périvasculaire était énormément épaissi et composé de faisceaux fibreux entre-croisés dans plusieurs directions, et renfermant un grand nombre de noyaux.

L'auteur fait observer en terminant qu'il n'existait ni alcoolisme, ni syphilis, ni impaludisme, ni lésion cardiaque.

Obs. XI (Résumée). (Morel-Lavallée. *Rev. des malad. de l'enfance*, 1885, p. 166). — *Cirrhose du foie et de la rate chez un enfant de 5 ans. Autopsie.* — Gaston B..., 5 ans 1/2, entre le 22 août 1884, à l'hôpital des Enfants-Malades.

Ventre énorme, veines sous-cutanées dilatées. Ascite considérable.

Pas de tuberculose pulmonaire, pas d'ictère. Diarrhée. T. 38°,4.

Le 31 août, ponction qui donne issue à 6 litres de liquide ; mais le ventre n'est pas vidé ; on ne sent pas le foie. Huit jours après, le liquide s'est reproduit. On retire la même quantité de liquide. Au bout de 1 mois de séjour, amaigrissement marqué. On fait une troisième ponction, mais la piqûre ne se ferme pas. L'affaiblissement s'accentue et l'enfant meurt le 3 octobre dans le collapsus asphyxique.

Autopsie. — Pas de tuberculose pulmonaire.

Liquide séro-fibrineux dans l'abdomen, anses intestinales saines, non agglomérées. Pas de tuberculose des ganglions mésentériques.

Foie. — Petit, ratatiné, grisâtre, présentant des bosselures inégales. Le bord inférieur est dur et grenu, mais n'offre pas de grosses saillies. Poids : 465 grammes. A la coupe, dur comme du cuir ; on y voit d'énormes bandes d'un blanc grisâtre de tissu fibreux inégalement distribué. Mais on ne voit pas la saillie que forment ordinairement les lobules étouffés par la gangue fibreuse.

Histologie. — Il offre les caractères de la cirrhose atrophique veineuse à divers degré d'avancement. Tandis qu'en certains points, le lobule n'est plus représenté que par un groupe d'une douzaine de cellules au milieu d'une énorme masse scléreuse, en d'autres endroits, on voit côte à côte plusieurs lobules à peu près sains, le tissu fibreux ne dissociant les cellules qu'à la périphérie de cet îlot, plurilobulaire. La silérose est à son maximum dans les espaces portes ; et cependant sur une coupe au centre de l'organe, on voit les bandes rosées pénétrer jusqu'au centre d'un lobule en dissociant les cellules qui sont comme tassées. D'une façon générale, d'ailleurs, les cellules hépatiques ont d'autant mieux conservé leur forme qu'elles sont plus éloignées de la périphérie du lobule.

La rate est énorme, dure. Il y a, autour des vaisseaux de certain calibre, des tractus fibreux inégalement disséminés.

Reins. Lésions de néphrite interstitielle. Épaississement des travées intertubulaires ; parfois tubes vides, ou épithélium desquamé ; il ne reste plus que la base des cellules rasées avec leurs noyaux. Glomérules : péri capsulite, d'où part une légère sclérose autour des tubes voisins. Dans d'autres endroits, la sclérose péritubulaire paraît indépendante de la lésion glomérulaire.

L'épithélium a disparu dans les tubes les plus sclérosés. Ailleurs, il y a désintégration granuleuse des cellules. Nulle part des cylindres vitreux ou hyalins.

Obs. XII. — (F. Weber, *cité par* Frerichs. *Beitrage zür Pathologischen Anatomie der Neugeborenen*. Kiel, 1854.) — *Cirrhose du foie chez un nouveau né.*— Dans un accouchement gémellaire, un des enfants vient mort-né, tandis que l'autre était sain. Le premier semblait maigri et ictérique ; il était couvert de pétéchies. La cavité abdominale contenait une quantité notable de sérum jaune ; la muqueuse gastrique était pâle, celle de l intestin injectée et tuméfiée. La rate conservait sa grosseur et sa couleur normales. Le foie présentait les changements les plus caractéristiques ; il était petit, d'un vert brun, et fortement granulé. De larges tractus de tissu conjonctif circonscrivaient des îlots inégaux et saillants formés par le parenchyme hépatique ; ces îlots avaient une teinte ictérique intense. On doit noter que les sinus cérébraux étaient notablemement amplifiés et gorgés de sang.

Obs. XIII. — (Gordon. *Dublin quart. journ.*, 1854.)— *Cirrhose atrophique, annulaire, chez un garçon de 15 ans. Mort. Autopsie.* — Garçon de 15 ans ; ictère à l'âge de 5 ans, durant 1 an 1/2, et laissant, après sa guérison, le malade atteint de diarrhée chronique et d'épistaxis fréquentes. Ce n'est cependant qu'à l'âge de 14 ans qu'il entre une première fois à l'hôpital.

Il présente alors les symptômes suivants : purpura généralisé, accompagné d'épistaxis et d'hémorrhagies par les gencives. Aucun symptôme d'affection du foie. Le malade sort très amélioré.

Deuxième entrée à l'hôpital pour hématémèse et melæna ; mort 4 jours après. Autopsie : Cirrhose très nettement atrophique et annulaire. Inflammation du duodénum à laquelle l'auteur attribue la production de la cirrhose par phlébite porte.

Obs. XIV. — (Mauther. *Journ. für Kinder Krankeiten*, 1856, vol. XXIV, p. 433. — *Foie clouté chez une fille de 5 ans.* — Fille de 5 ans, née d'un père malade. Gourmes. Abcès à la nuque. — Sensibilité de l'abdomen. Elle entre à l'hôpital le 14 novembre 1839, avec prodromes d'une scarlatine qui évolue normalement. En 1840, nouveau séjour à l'hôpital : pâleur, faiblesse, douleur à la nuque, Entre pour la 3e fois le 2 novembre : toux, oppression, ictère. Mort le 4 novembre.

Autopsie. — Granulations tuberculeuses dans le poumon. Cirrhose du foie : foie clouté des Anglais.

Obs. XV. — (Legg, 1877. *Barthelemy's Hosp. Reports.* T. XIII, p. 148.) — *Deux cas de foie clouté chez les enfants.* — I. Garçon de 12 ans. Symptômes se rapprochant beaucoup de ceux de la fièvre typhoïde ou de la tuberculose aiguë. Taches de purpura. Pas d'ictère. Surface cutanée un peu chagrinée.

Histologie. — Cirrhose. Un tissu embryonnaire entoure des espaces annulaires ; mais la veine sus-hépatique ne se trouve pas à leur centre. Pas d'altérations notables des cellules. Pas de tuberculose.

II. Enfant de 16 mois, mort de méningite tuberculeuse.

Autopsie. — Foie clouté. Tendance à l'infiltration graisseuse des cellules, tissu embryonnaire mêlé de tissu conjonctif adulte.

L'auteur ajoute qu'on ne doit pas rattacher la cirrhose à la syphilis ou à l'alcoolisme d'une façon exclusive ; attendu qu'on rencontre la cirrhose chez les animaux, cas dans lesquels une telle étiologie est inadmissible.

OBS. XVI. — (OSBORN. *Transact. of. Path. Soc.* London, XXXI, 1881.) *Cirrhose atrophique chez un enfant de* 9 *ans.* — Enfant de 9 ans, ni syphilis, ni alcoolisme. Rougeole et coqueluche. Jamais de jaunisse. Ascite. Évolution en 21 mois. Mort subite.

AUTOPSIE. — Foie clouté.

Histologie. — Ensemble de la cirrhose porte. Le tissu conjonctif semble intéresser l'intérieur des lobules et circonscrire différents groupes de cellules séparés les uns des autres. Beaucoup de ces cellules ont perdu leur forme normale et caractéristique et sont réduites à l'état de débris granuleux, ou rétrécies et desséchées, elles affectent aussi, à cause de la compression excercée par le développement anormal du tissu conjonctif, la forme d'un épithélium stratifié.

OBS. XVII. — (PYE SMITH. *Transact. of Path. of. London*, XXXIII, p. 172, 1881. — *Cirrhose atrophique chez un enfant de* 13 *ans.* — Enfant de 13 ans. Constitution faible.

Scarlatine. Rougeole et coqueluche, ni alcoolisme ni syphilis. Évolution de la maladie en 3 ans. Pas de tuberculose ; une vomique ; broncho-pneumonie.

AUTOPSIE. — Foie dur, bosselé, déformé par des bandes irrégulières de tissu fibreux.

Histologie. — Cirrhose atrophique annulaire.

3° CIRRHOSE SATURNINE

Convaincu que l'alcoolisme n'est pas toujours la cause déterminante de la cirrhose atrophique, nous avons cherché si quelque autre intoxication ne pourrait être incriminée dans cette pathogénie.

L'on sait que le plomb s'accumule tout spécialement dans le foie au cours de l'intoxication saturnine chronique (*Cl. Bernard, Mayençon* et *Bergeret.*)

Au cours de la crise de colique saturnine, le foie présente une rétraction remarquable signalée pour la première fois par M. *Potain* (1). Cette rétraction ne survit pas d'ordinaire à la crise aiguë ; elle pourrait cependant devenir permanente.

Quelle que soit la conception pathogénique de cette atrophie passa-

(1) POTAIN. Commun. à la *Soc. médic. des hôpitaux*, 11 juillet 1860.

gère (absence d'afflux sanguin, spasme des petits vaisseaux), il n'en résulte pas moins que le plomb agit sur le foie, et d'une manière énergique. M. *Potain* (1) ajoute même : « Il ne faudrait pas croire qu'il ne s'agisse là que de symptômes passagers succédant à la colique ou pouvaut même survenir en dehors d'elle ; car je me rappelle plusieurs cas où la rétraction du foie fut permanente. » Puis il résume deux observations où les patients, atteints de cirrhose atrophique, étaient aussi des saturnins. Chez eux il ne fallait pas penser à l'alcoolisme dont il n'existait pas de traces. Il regarde ces faits comme des exemples de cirrhose atrophique d'origine plombique.

La clinique, on le verra plus loin, montre la fréquence relative du saturnisme dans les antécédents des malades atteints de cirrhose de Laënnec.

Nous avons pensé que l'expérimentation pouvait encore ici venir en aide, et nous avons intoxiqué des lapins pendant un temps variable avec du blanc de céruse. On verra que le foie, chez eux, a toujours été trouvé diminué de volume, rétracté, dur, et qu'il existait nettement autour de la veine porte des traces de sclérose commençante.

Étant donnée l'insuffisance du facteur alcool dans la pathogénie de la cirrhose atrophique, il nous semble que ces faits peuvent élucider un côté de la question étiologique.

Le plomb peut s'introduire dans l'économie sous tant de formes, qu'il nous paraît utile de rechercher attentivement, dans les cas de cirrhose de Laënnec, l'intoxication saturnine sous toutes ses formes (professions, boissons, tuyaux de plomb, vins frelatés).

Est-ce que les vins frelatés par la litharge ne formaient pas, dans quelques cas, le trait d'union entre l'alcoolisme et la cirrhose de Laënnec ? Ce n'est à vrai dire qu'une hypothèse ; mais il vaut la peine de l'examiner, puisque la véritable cause le cette hépatite chronique est mal connue dans quelques cas.

Obs. XVIII (personnelle). — *Cirrhose atrophique. Intoxication saturnine. Pas d'alcoolisme. Infiltration tuberculeuse du poumon droit. Mort. Autopsie.* — D.., Henri, âgé de 60 ans, sellier, entre à la Pitié le 20 octobre 1890, dans le service de M. Lancereaux, et est couché salle Piorry, lit nº 35.

(1) Potain. De l'atrophie du foie dans l'intoxication saturnine. In *Semaine médicale,* 1888, p. 230.

Père mort à 77 ans. Mère morte à 75 ans, toussait depuis de longues années. A une sœur, âgée de 33 ans, qui a eu des attaques nerveuses et se plaint de l'estomac. Lui-même a travaillé pendant 12 ans du métier de peintre en voitures. Il a été obligé de cesser il y a deux ans, à la suite d'une crise de coliques qui l'a tenu 6 semaines à l'hôpital. Depuis ce moment, sa santé a toujours été chancelante. Il y a 8 mois, il a commencé à tousser, a eu deux hémoptysies très abondantes et a perdu l'appétit. Depuis 3 mois, il s'est aperçu que son ventre grossissait et que ses jambes enflaient. Il entre à ce moment à l'hôpital de Levallois où l'on diagnostique une cirrhose atrophique et où on le soumet à la diète lactée absolue. Il n'a pas tiré grand profit de son traitement ; l'abdomen s'est météorisé de plus en plus, l'ascite a progressivement augmenté ; l'amaigrissement a fait des progrès énormes, et depuis une huitaine de jours, il a des épistaxis peu abondantes, mais répétées.

Etat actuel. — Le malade est très amaigri, les côtes font saillie sous la peau et les muscles font la corde. Facies anémié, grisâtre ; yeux excavés, pommettes saillantes, nez pincé. Abattement. Le patient s'intéresse peu à ce qui se passe autour de lui et répond faiblement aux questions qu'on lui pose.

Langue rouge et sèche ; muqueuse buccale décolorée. Appétit médiocre, dégoût pour la viande. Pas de vomissements. Constipation opiniâtre depuis quelques jours.

L'abdomen est volumineux, les flancs élargis et étalés, la cicatrice ombilicale déplissée. Matité complète dans les flancs et dans toute la région sous-ombilicale. Le liquide se déplace avec facilité. Veines sous-cutanées très développées sur tout le côté droit de l'abdomen ; les veines thoraciques du même côté sont aussi très apparentes. La dilatation veineuse est beaucoup moins marquée du côté gauche. Foie fortement rétracté ; la matité commence à 3 centimètres au-dessous du mamelon et s'arrête à deux travers de doigt du rebord costal, En introduisant profondément la pulpe des doigts sous les côtes, il est possible de sentir le bord du foie mousse, dur et granuleux.

Rate très volumineuse, donne une matité de 18 centimètres dans le sens antéropostérieur et 17 dans le sens vertical.

Défaut d'élasticité très marqué à la percussion du sommet du poumon droit, en avant. A l'auscultation, respiration soufflante des deux côtés. Craquements secs dans la fosse sus-épineuse droite et râles sonores aux deux bases. Expectoration peu abondante, crachats visqueux, jaune clair, non striés de sang.

Les battements du cœur sont précipités. Les artères sont dures. Le pouls radial bat 92 fois par minute. Jambes œdématiées jusqu'au dessous du genou ; c'est un œdème mou.

L'état intellectuel est médiocre ; la mémoire est très diminuée, les réponses brèves et confuses. Il n'existe aucun signe d'alcoolisme. Le malade n'a jamais eu de cauchemars, de pituites, ni de tremblement.

Traitement. — Régime lacté absolu ; iodure de potassium, 1 gr. 50.

23 octobre. Anorexie absolue. Langue dépouillée. Soif vive. Constipation. Urines : 400 grammes, acides, rouge foncé, laissant déposer des urates en quantité.

Le 25. Insomnie. Douleurs intercostales. Dyspnée.

Le 26. Ponction de l'abdomen, à gauche. On retire 7 litres de liquide clair, fortement albumineux. Le foie arrive jusqu'au rebord costal ; il est très mobile, très dur, irrégulier.

Le 28. Epistaxis. Urines : 1,200 grammes. La quantité d'urée est de 6,40 par litre, soit 7 gr. 68 par 24 heures.

Le 28. Subdélire : le malade marmotte des paroles inintelligibles. Langue sèche. Urines : 1 litre.

Le 26. Le malade s'est levé pendant la nuit et réclamait des vêtements pour partir. Urines légèrement albumineuses. Epistaxis.

Le 30. Le délire s'est calmé, grâce à l'administration du chloral. L'œdème remonte jusqu'à mi-cuisse. 110 battements cardiaques par minute. Température axil : 38°,6-38°,2. Le soir, le malade se plaint de douleurs sus-pubiennes avec envie d'uriner. On pratique le cathétérisme qui donne issue à 200 grammes d'urine rouge et louche ; les dernières gouttes sont puriformes. Lavage de la vessie à l'eau boriquée tiède.

1er novembre. Le malade est plus calme ; céphalalgie et vertiges. Eau-de-vie allemande, 25 grammes, et lavement purgatif. Température : 38°.

Le 3. Affaiblissement progressif; le malade refuse le lait. Eschare au niveau du sacrum. Urines : 250 grammes, un peu d'albumine.

Le 5. Le malade meurt dans la nuit.

AUTOPSIE. — Le 7 novembre, 30 heures après la mort. A l'ouverture de l'abdomen, il s'échappe environ 6 litres de liquide clair, sans fausses membranes.

Foie. — Atrophié en masse et d'une façon uniforme. Bord antérieur mousse. Face supérieure unie au diaphragme par quelques adhérences celluleuses peu résistantes. La surface est de couleur jaune fauve, hérissée de mamelons à peu près égaux et ne dépassant pas le volume d'un pois. Parenchyme dur, résistant, élastique, crie sous le couteau. A la coupe, il a une teinte jaune clair, et sur ce fond, se détachent de petites masses jaunes du diamètre d'une lentille. Vésicule biliaire aplatie, renferme une petite quantité de bile pâle. Voies biliaires libres. Veine porte vide de sang.

Estomac rétracté. Muqueuse grisâtre, en voie de putréfaction. Surcharge graisseuse légère au niveau du grand épiploon.

Reins. — Droit, 140 grammes ; gauche, 135. Décortication assez difficile ; on enlève quelques lambeaux de parenchyme. Etat granuleux peu marqué de la surface. Atrophie légère de la substance corticale.

Rate. — Pèse 260 grammes. Face convexe recouverte de plaques blanches de périsplénite. Pulpe traversée par des tractus fibreux.

Poumons. — Emphysémateux. Au sommet du poumon droit, petite caverne du volume d'une noisette.

Cœur. — Petit ; orifice et valvules sains. Myocarde pâle.

Aorte. — Lisse et souple, sans trace d'athérome.

Centres nerveux. — Rien d'anormal.

Vessie. — Fortement rétractée derrière le pubis. Muqueuse rouge, contient environ 50 grammes d'un liquide louche, à odeur ammoniacale prononcée.

Examen histologique du foie. — A un faible grossissement, la coupe paraît traversée par des bandes rouges très épaisses, de forme circulaire ou elliptique, d'où se détachent des traînées plus fines qui divisent la grande loge en petits espaces secondaires. Les organes de l'espace porte sont perdus dans une gangue conjonctive extrêmement épaisse. La veine centrale est indemne en général; mais parfois elle est entourée d'un léger cercle rose, comme si elle était le siège d'un léger travail irritatif. Les lobules sont déformés, confondus, et il est difficile de leur assigner des limites précises.

A un fort grossissement, les rameaux de la veine porte sont extrêmement épaissis, et leur tunique externe se confond sans ligne de démarcation avec le tissu fibreux qui entoure les granulations. Le capillaire biliaire est bien visible d'ordinaire et reconnaissable à son épithélium régulier et bien coloré.

Les cellules hépatiques sont tassées et aplaties, surtout celles qui avoisinent les grosses travées conjonctives. Quelques-unes sont à peu près normales, mais renferment de grandes quantités de pigment. Aucune d'elles n'offre de traces de dégénérence graisseuse. Il est impossible de reconnaître leur disposition radiée. Un manchon de cellules embryonnaires se montre autour de la plupart des veines sus-hépatiques. Les cellules les plus périphériques des lobules sont parfois dissociées par quelques fibrilles conjonctives.

OBS. XIX (Personnelle). — *Cirrhose atrophique chez un saturnin. Pas d'alcoolisme, de syphilis ou d'impaludisme. Mort. Autopsie* — Le nommé B... Jules, âgé de 68 ans, polisseur sur métaux, entre le 14 avril 1888, à l'hôpital Tenon, dans le service de M. Moizard, et est couché, salle Gérando, lit n° 7.

Père mort à 45 ans d'accident. Mère morte à 89 ans.

A travaillé 18 ans dans le plomb, dont il absorbait les poussières. A quitté son métier il y a six mois, à cause de la dyspnée qui le gênait. A eu une seule fois des coliques de plomb pour lesquelles il est resté huit jours au lit. A l'âge de 52 ans, a eu une paralysie de la main gauche qu'on lui a dit être d'origine saturnine. Ni syphilis ni impaludisme. Pas d'excès alcooliques; fait du cidre sa boisson habituelle. Depuis 2 ans, a eu des envies fréquentes d'uriner surtout la nuit; il s'est mis à tousser et à avoir des crises d'oppression. Depuis 1 an, la dyspnée a augmenté; ses jambes enflent parfois, et les lèvres deviennent violettes. Enfin, depuis 6 mois, la dyspnée est telle qu'il lui est impossible de faire un travail pénible, et que le moindre effort lui est insupportable. Depuis 6 semaines, perte de l'appétit; le ventre s'est tuméfié. Aujourd'hui le malade est amaigri, le facies est terreux, la peau sèche et jaunâtre. Membres inférieurs œdématiés jusqu'à la racine de la cuisse. Veines sous-cutanées de l'abdomen très apparentes. Abdomen distendu par une ascite abondante; la matité remonte jusqu'à l'ombilic. Sensation de flot très nette. Il existe une zone tympanique péri-ombilicale.

Foie très petit; matité au niveau de la ligne mamelonnaire : 4 cent. Il est impossible de le sentir par la palpation. Rate très volumineuse, on sent son extrémité sous le rebord des fausses côtes gauches. Thorax globuleux. Tympanisme sous les clavicules. Le murmure vésiculaire est affaibli ; gros râles sonores aux deux bases. Epanchement léger à la base du poumon droit.

Battements du cœur sourds ; pas de lésion organique. Pouls régulier et lent ; artères radiales dures et flexueuses.

Il n'y a ni rêves, ni cauchemars, ni pituites, ni tremblement. Le malade a toujours été sobre ; et à aucun moment de sa vie il n'a présenté de signes de l'intoxication éthylique. Langue blanche ; anorexie. Le liséré de Burton est bien visible. Les dents ne sont pas tombées ; mais elles branlent dans leurs alvéoles. Temp. axillaire : 37°,4-37°. Régime lacté. Infusion de feuilles de digitale : 0 gr. 30.

16 avril. T. 38°-37°,2. Urines noirâtres, chargées de sédiments uratiques. Densité 1026. Pas d'albumine.

Le 18. Le malade mouche du mucus sanguinolent. La pleurésie droite reste stationnaire. Anorexie absolue.

Le 25. Augmentation rapide du liquide ascitique. Râles nombreux disséminés dans les poumons. Pouls petit serré : 80 pulsations à la minute. Apyrexie.

Le 29. Ponction. On retire 14 litres de liquide citrin, mousseux.

2 mai. Le malade se trouve soulagé ; mais le liquide se reproduit rapidement. Régime lacté absolu. Urines : 1200 grammes.

Le 5. Epistaxis abondante. Le malade s'affaiblit visiblement.

Le 10. On enlève 800 grammes de liquide de la plèvre droite.

Facies cyanosé. Veines jugulaires saillantes. Les urines contiennent une faible quantité d'albumine. Apyrexie.

Le 14. L'oppression est très vive. 2e ponction de l'abdomen : on retire 7 litres d'un liquide jaune foncé. Le foie ne peut être senti par la palpation. Rate très volumineuse.

Le 19. Epistaxis abondante : Un crachoir. Température axillaire : 38°-38°,6.

Le 22. La fièvre persiste, légère ; urines très rares. 38°,6, 38°,1.

Le 25. Langue sèche, subdélire. T. 38°,9, 38°,6.

Le 27. Le malade succombe après une lente agonie.

Autopsie. — Le 28 mai. 26 heures après la mort. Péritoine épaissi recouvert par quelques membranes fibrineuses. Il s'échappe 10 litres de liquide. Grand épiploon rétracté vers le côlon transverse.

Foie. — Petit, de couleur grise, avec plaques ardoisées. Il pèse 900 grammes. L'atrophie porte surtout sur le lobe gauche qui est globuleux. Bord antérieur de l'organe mousse et épaissi. Surface recouverte de granulations variant depuis le volume d'une tête d'épingle jusqu'à celle d'un pois. A la coupe, le parenchyme est jaune roux, hérissé de granulations qui font saillie. Vésicule biliaire très épaissie. Veine porte contient au niveau du hile une quantité assez considérable de sang poisseux.

Rate. — Volumineuse, couleur lie de vin. Plaques blanches de périsplénite sur sa face convexe. Dure et résistante au doigt.

Poumons. — Emphysémateux. A droite, quelques petites ecchymoses sous-pleurales. Demi-litre de liquide clair dans la plèvre droite.

Cœur. — Mou, flasque. Les valvules aortiques sont épaissies et insuffisantes par l'épreuve de l'eau. Plaques d'athérome nombreuses sur la crosse de l'aorte et l'aorte thoracique.

Œsophage. — Sillonné par de grosses veines dilatées et serpentines.

Estomac. — Dilaté. La muqueuse est pâle.

La muqueuse du cæcum est congestionnée. Il existe une petite hémorrhagie sous-muqueuse près de l'embouchure de l'intestin grêle.

Veines hémorrhoïdaires forment un bourrelet appréciable.

Reins. — Normaux. Poids 155, 160 grammes.

Prostate volumineuse et très indurée.

Il n'y a pas d'athérome des artères de la base du cerveau. Pas de lésions des centres nerveux.

Examen microscopique du foie. — Les granulations se détachent nettement sur la coupe, cerclées par une bande rose très épaisse. De cette bande partent des travées moins volumineuses qui irradient en tous sens et limitent des espaces remplis par des cellules hépatiques aux contours peu visibles.

Les veines sus-hépatiques sont intactes. Si l'on emploie un grossissement plus fort, on voit que les travées sont formées par des fibres conjonctives avec quelques cellules rondes à leur limite. Ces cellules embryonnaires empiètent sur les cellules hépathiques et les dissocient. Les rameaux portes paraissent très élargis ; la tunique externe de la veine très épaisse se perd dans le tissu fibreux voisin. Les cellules hépatiques sont déformées, et leur noyau se colore mal. Dans quelques coupes, on voit des granulations graisseuses dans les cellules qui avoisinent la veine sus-hépatique.

OBS. XX (Inédite). (Communiquée par M. le Dr LAFFITTE, ancien interne des hôpitaux.) — *Saturnisme.* — *Mal de Bright.* — *Cirrhose atrophique sans alcoolisme.* — M...., Alexandre, 58 ans, entré à l'hôpital St-Antoine, dans le service de M. Landrieux, le 18 avril 1887. Mort le 15 juin (salle Louis).

Exerce depuis 30 ans la profession de peintre en bâtiments. Fièvre typhoïde à 17 ans. Fluxion de poitrine dans l'enfance.

Pas de coliques saturnines. Paralysie des extenseurs de la main droite, depuis 8 ans, Paralysie des extenseurs de la main gauche depuis 3 ans et demi, moins prononcée que celle de la main droite. Malgré un certain degré d'atrophie des muscles de la paume de la main, cet homme a pu tenir un pinceau et travailler jusque dans ces derniers temps. C'est un sujet naturellement sobre, boit à peine un demi-litre de vin par jour, ne présente aucun signe de l'intoxication par l'alcool. Depuis 3 mois environ, perte de l'appétit, céphalalgie, crises de diarrhée passagère, mouches volantes devant les yeux. Palpitations de cœur au moindre effort, œdème des membres inférieurs et du dos de la main, paupières bouffies.

Depuis longtemps il se levait une fois par nuit pour uriner, mais depuis quelque temps il doit se lever deux et trois fois.

Etat actuel. — Visage pâle, paupières légèrement bouffies ; un peu d'œdème malléolaire et du dos des mains. C'est un homme gros, à l'abdomen développé.

Légères sinuosités veineuses dans les deux flancs. La pointe du cœur bat dans le sixième espace intercostal, l'organe paraît gros. Point de souffle à la pointe ni à la base. Los artères radiales sont dures. Congestion de la base des deux poumons, se traduisant par des râles fins assez nombreux. Clapotement stomacal. Le foie paraît avoir ses dimensions normales. Il est difficile de délimiter la rate à cause de l'épaisseur des parois abdominales. L'urine est pâle, et quelques gouttes d'acide azotique y déterminent un caillot d'albumine abondant.

Cet homme fut mis au régime lacté, mais son état ne fit qu'empirer. L'anasarque et l'anurie se montrèrent dès les premiers jours de juin, et la mort arriva le 15, dans le coma.

AUTOPSIE. — Œdème pulmonaire.

Cœur énorme, poids : 500 grammes. Pas de lésions valvulaires; quelques plaques molles d'athérome disséminées dans l'aorte.

Deux litres environ d'ascite dans l'abdomen.

Foie. — Hérissé de granulations comme dans la cirrhose de Laënnec. Ces granulations ne sont pas très grosses, mais le parenchyme en est semé à sa surface. Sur une tranche, l'organe est dur à la coupe, preuve que la sclérose a envahi tout le parenchyme. Le bord antérieur du foie est dur et hérissé. Poids : 1,500 grammes. Dans son ensemble, il est un peu diminué de volume.

Bile verte, peu abondante, sans calculs.

Rate. — Environ doublée de volume. Semée de plaques blanchâtres à la superficie.

Reins. — Les artères rénales ne sont pas athéromateuses. Les deux reins sont diminués de volume et blancs à leur surface. La capsule est difficile à enlever ; au-dessous le parenchyme est semé de petites granulations blanches. A la coupe, la zone corticale est atrophiée, et ce qu'il en reste, ainsi que les pyramides sont d'un blanc mat comme la surface.

Point remarquable de cette observation : Saturnisme chronique, seule cause appréciable du mal de Bright et de la cirrhose du foie. Cette cirrhose est passée inaperçue pendant la vie ; le mal de Bright a attiré toute l'attention.

OBS. XXI (Personnelle). — *Cirrhose atrophique du foie ayant débuté en même temps que des crises de colique saturnine. Absence d'alcoolisme, de syphilis, d'impaludisme. Paracentèse. Amélioration.* — G..., Alexandre, âgé de 38 ans, peintre en bâtiments, entre le 21 juillet 1888, à l'hôpital Tenon, dans le service de M. le Dr Moisard et est couché salle Gérando, lit no 12.

Père mort à 71 ans, d'emphysène pulmonaire. Mère encore vivante, de bonne santé. 2 frères âgés de 31 et 26 ans, vigoureux et de bonne santé.

Marié à 27 ans, a eu trois enfants bien portants. Lui-même a eu la diphtérie à 13 ans, et la fièvre typhoïde à 17. Il n'a jamais eu la syphilis, jamais habité de pays à malaria. Exerce depuis 20 ans le métier de peintre, et a eu deux crises de coliques saturnines, l'une eu 1877, l'autre en 1886. Ces deux accès ont été de longue durée et à la suite du dernier, il a eu le ventre ballonné, et on lui a fait une ponction à l'hôpital Saint Antoine ; on lui a retiré 6 litres de liquide jaunâtre. Depuis cette époque, il a eu toujours quelques malaises, et en particulier un léger œdème, le soir autour des malléoles. Son appétit est capricieux, et il a souvent après le repas du ballonnement à l'épigastre.

Il y a 3 mois, les phénomènes gastriques se sont accentués, il y a eu dégoût pour les aliments, flatulence et constipation opiniâtre.

Un mois après, une nouvelle crise de colique s'est montrée, avec douleurs extrêmement vives, rétraction du ventre et constipation absolue. Il est resté couché 15 jours environ ; puis les phénomènes douloureux se sont apaisés, et il a essayé de reprendre son travail, mais en vain. Il s'affaiblissait chaque jour, ne mangeait pas, ses jambes enflaient, l'abdomen se météorisait. Il entre alors à l'hôpital. Malade très pâle, les yeux cernés, le thorax amaigri. Abdomen très développé, peau lisse, tendue, avec œdème au niveau des hypocondres. Réseau veineux souscutané très marqué. Sonorité tympanique autour de l'ombilic ; matité au-dessus du pubis et dans les fosses iliaques. On a facilement la sensation de flot. Foie difficile à délimiter à cause de la tension abdominale ; en haut, la matité commence à trois travers de doigt au-dessous du mamelon.

Rate très volumineuse, mesure 21 centim. de large sur 13 de haut.

Appétit nul ; dégoût pour les aliments solides. Depuis 3 semaines, le malade se nourrit uniquement de lait.

Langue rouge et rôtie. Il existe sur les gencives un liséré bleu très marqué. Les dents sont presque toutes tombées.

Battements du cœur réguliers et sourds à la pointe ; le deuxième bruit aortique a un timbre métallique. Pouls brusque et sec ; artères sinueuses.

Urines rares et très rouges, laissent déposer des sels qui se dissolvent par la chaleur. Densité : 1026. Non albumineuses. Œdème des membres inférieurs, douloureux à la pression.

Le sommeil n'est troublé ni par des rêves, ni par des cauchemars ; il n'y a aucun signe d'alcoolisme, et le malade dit avoir toujours eu une vie sobre. Pas de troubles de la sensibilité ; pas d'atrophie musculaire.

23 juillet. Gêne respiratoire ; le liquide ascitique augmente. T. 37°,8, 37°,5. Urines, 900 gr., de couleur sombre.

Le 24. Ponction : on retire 11 litres de liquide citrin, albumineux. Le foie est appréciable ; il est extrêmement dur et irrégulier. Au niveau de la ligne mamelonnaire, la matité est de 8 centim.

Le 26. Respiration facile. Le liquide ne se reproduit pas. Apyrexie.

1er août. Quelques râles humides aux deux bases. L'œdème des membres inférieurs diminue. Urines : 1 litre.

Le 10. Le liquide se reproduit très lentement. On a de la matité seulement dans les fosses iliaques. Le malade dit se sentir mieux, et demande à manger. On maintient le régime lacté.

Le 20. Ascite reste stationnaire. Veines de l'abdomen toujours très développées.

La quantité des urines ne dépasse pas 1 litre ; mais elles sont claires. Apyrexie. Rate toujours volumineuse.

Le malade sort amélioré.

Point intéressant de l'observation. — Les troubles du côté du foie ont commencé en 1886, en même temps qu'une crise de coliques saturniques. Les signes de la cirrhose confirmée se sont montrés en 1888 à la suite d'un autre accès douloureux. Notre malade n'étant pas alcoolique, il nous paraît difficile de ne pas faire remonter au saturnisme la cause de la cirrhose.

OBS. XXII (COUTENOT). In *Gaz. des Hôpitaux*, 1867, p. 450. — *Cirrhose du foie, suite d'intoxication saturnine.* — Marie X... entre à l'hôpital le 15 novembre 1864. A plusieurs reprises déjà elle avait été traitée pour différents accidents se rattachant à l'intoxication saturnine (paralysie des extenseurs, délire, état comateux).

Agée de 30 ans, d'une constitution robuste, d'un tempérament lymphatique, avait, malgré notre avis, continué à travailler dans une faïencerie insalubre de Besançon.

A son entrée, elle a l'aspect extérieur d'une cachexie profonde ; le teint subictérique, l'œil vitreux, les narines pulvérulentes, les dents fuligineuses et déchaussées et les lèvres saignantes. Les deux membres supérieurs sont complètement paralysés ; les membres inférieurs ont conservé certains mouvements. Il y a un peu d'ascite. Tous ces phénomènes durent depuis une huitaine de jours environ.

On administre 2 millig. de strychnine.

Le lendemain 16 novembre, la paralysie gagne les muscles du tronc, et emporte rapidement la malade dans un état complet d'asphyxie.

AUTOPSIE (30 heures après la mort). — Cerveau, cœur, poumon et leurs enveloppes n'offrent aucune lésion de structure. Un sang noir et diffluent regorge dans tout le système veineux, résultat manifeste de l'état d'asphyxie au milieu duquel la malade a succombé. La muqueuse gastrique et intestinale est un peu rouge, la rate de consistance ordinaire. Un liquide citrin est épanché dans la cavité abdominale. Sa quantité peut être évaluée à 1 litre et demi.

Le foie, un peu plus petit qu'à l'état normal, présente une surface mamelonnée sur sa face supérieure, plutôt ridée et ratatinée à la face inférieure. Il ne se laisse pas déchirer comme du tissu normal, mais offre une certaine résistance aux tractions. A la coupe, l'aspect granité est conservé ; seulement, loin de participer à la congestion veineuse des autres organes, le fond de la coloration est jaunâtre et anémié. Quelques lignes rougeâtres se montrent dans sa masse. La bile et la vésicule biliaire sont normales. L'examen histologique n'a point été fait ; mais d'après les caractères observés, il n'est point douteux que nous ne nous trouvions en présence d'une cirrhose débutante du foie.

Les organes ont été pris et chimiquement examinés. La plupart n'a pas donné de traces appréciables de plomb ; mais le foie en contenait en quantité considérable. Le cerveau seul n'a pas présenté de trace de l'agent toxique.

M. Coutenot rejette la coïncidence d'une intoxication plombique et d'une cirrhose de Laënnec. Il s'appuie surtout, sur ce fait que le foie était imprégné de poison beaucoup plus que les autres organes. Suit une théorie pathogénique. Le plomb agit en paralysant les fibres musculaires des vaisseaux du foie, d'où la congestion l'hyperhémie de l'organe, et enfin l'inflammation du tissu conjonctif péri-acineux.

OBSERVATION XXIII (POTAIN). — *Cirrhose du foie d'origine saturnine. Clinique du professeur* POTAIN. *Revue générale de clinique et thérapeutique*, 15 mai 1890.

Il s'agit d'un malade entré à la Charité avec de l'ascite, une rate volumineuse, un foie faiblement développé. A ces signes physiques correspondaient des perturbations fonctionnelles, troubles digestifs, état cachectique, affaiblissement. Bref, le cortège habituel au processus chronique. Le diagnostic cirrhose s'imposait.

M. Potain, après avoir éliminé la syphilis, l'impaludisme, les cardiopathies, les inflammations biliaires et enfin l'alcoolisme dont cet homme ne présentait aucun signe, pense qu'il s'agit d'une cirrhose d'origine toxique, d'une cirrhose saturnine. La glande hépatique est un lieu de passage pour le plomb ; il s'y arrête, s'y fixe, y provoque la rétraction des capillaires, une moindre vascularité de l'organe, la réduction de son volume, et finalement son atrophie.

Le malade était culottier ; il faisait usage d'un fil noir dont la teinture est à base de plomb, et qu'il a l'habitude de porter à sa bouche, il a le liséré gingival des saturnins.

M. Potain conclut : il s'agit d'une cirrhose du foie d'origine plombique,

Les observations qui précèdent nous semblent démontrer que le saturnisme chronique peut produire une hépatite scléreuse atrophique qui ne diffère pas de la cirrhose de Laënnec, tant au point de vue anatomo-pathologique qu'au point de vue clinique.

Les expériences qui suivent montrent qu'on peut reproduire chez le lapin, des lésions scléreuses du foie à la suite d'une intoxication longue par le plomb. Elles portent sur quatre lapins et sont toutes concordantes,

EXPÉRIENCE A. — *Intoxication par le plomb. Durée de l'expérience : 5 mois.* — Lapin mâle, adulte, mis en expérience le 16 octobre 1890. Poids : 2 kil. 460. A été intoxiqué avec du blanc de céruse mélangé à du son. Mélange administré le matin à jeun. Doses progressives de 2 à 4 gr. Parésie du train postérieur sans troubles de la sensibilité à partir du 3e mois. Mort le 19 mars par cachexie

Autopsie. — Intestin vide et rétracté. *Foie* atrophié, pèse 40 gr.; grisâtre, pâle. Pas d'épaississement de la capsule de Glisson. A la coupe, lobulation très évidente. Augmentation de consistance du parenchyme.

Reins pâles, ne paraissent pas indurés.

Estomac et *rate* paraissent sains.

HISTOLOGIQUEMENT : *Irritation évidente du tissu conjonctif de l'espace porte. Épaississement de la paroi des veines sus-hépatiques. Atrophie de la cellule hépatique.*

EXPÉRIENCE B. — *Intoxication par le plomb. Durée de l'expérience : 4 mois.* — Lapin mâle, adulte, très vigoureux, mis en expérience le 27 septembre 1890. Poids : 2 kil. 650.

Doses mélangées aux aliments, ont varié de 3 à 5 gr. Paralysie complète des quatre membres le 16 janvier 1890. Mort le 20 janvier.

Autopsie. — *Foie* pèse 39 gr. Petit, dur et rétracté. Forme conservée. Surface lisse, sauf au niveau de la face inférieure du lobe gauche où elle est finement grenue. Veine porte libre.

Pas de lésions de l'estomac, du cœur ou des reins.

HISTOLOGIQUEMENT : *Sclérose adulte périportale et un peu péri-sus-hépatique. Atrophie de la cellule hépatique. Hémorrhagies interstitielles.*

EXPÉRIENCE C. — *Intoxication par le plomb. Durée de l'expérience : 1 mois 1/2.* — Lapin mâle, mis en expérience le 15 mars 1890. Poids : 2 kil. 200. Blanc de céruse mélangé aux aliments donné à la dose quotidienne de 3 à 5 gr. Pas de troubles moteurs ou sensitifs. Mort entièrement amaigri le 29 avril.

Autopsie. — *Foie* petit et rétracté. Poids : 41 gr. Pas d'épaississement de la capsule ; teinte grisâtre. Lobulation très marquée à la coupe où l'on voit des tractus celluleux jaunâtres. Pas de lésions de l'estomac, des reins, ni du cœur.

HISTOLOGIQUEMENT : *Sclérose conjonctive de l'espace porte; infiltration embryonnaire péri-sus-hépatique. Atrophie cellulaire. Elargissement des capillaires radiés.*

EXPÉRIENCE D. — *Intoxication par le plomb. Durée de l'expérience : 42 jours.* — Lapin mâle, adulte, mis en expérience le 27 septembre 1890. Poids : 2 kilogr. 250.

Doses quotidiennes de blanc de céruse 2 gr.

Au bout de 15 jours, paralysie complète des deux pattes antérieures, avec conservation de la sensibilité. Mort le 9 novembre.

Autopsie. — Intestin ballonné. *Foie* de couleur gris jaunâtre, pèse 42 gr. Capsule de Glisson grise et lisse. Parenchyme résistant. Congestion rénale. Estomac sain.

HISTOLOGIQUEMENT : *Prolifération conjonctive évidente autour du lobule. Congestion du foie. Atrophie cellulaire légère.*

CONCLUSIONS

Tous les lapins que nous avons soumis à l'intoxication chronique par les boissons spiritueuses (vin, alcool, absinthe), ont présenté des lésions du foie qui n'ont aucune ressemblance avec la cirrhose atrophique dite aussi alcoolique.

Ce foie alcoolique expérimental est légèrement augmenté de volume ; il est plus ou moins congestionné ; mais sa surface est lisse, non granuleuse et le parenchyme n'est pas induré.

Au microscope, la lésion provoquée est toujours identique à elle-même ; la cellule est touchée primitivement, et il n'y a ni phlébite ni artérite.

1° Dans une première période, la cellule perd ses angles, s'allonge, tandis que les capillaires s'élargissent, mais les contours cellulaires sont visibles et le noyau se colore bien.

2° Dans une deuxième période, les cellules deviennent cylindriques ou fusiformes ; elles forment des boyaux aplatis suivant la direction des capillaires du lobule ; les limites respectives des cellules ont disparu, et leur individualité n'est plus reconnaissable que par la persistance du noyau plus ou moins atrophié.

3° Dans une troisième période, enfin, les cellules disparaissent presque complètement et ne sont plus représentées que par de minces filaments protoplasmiques mal colorés et disposés en réseau ; le noyau a disparu, les capillaires énormément dilatés correspondent à l'aire de ce réseau. Cette altération ultime évolue par îlots qui apparaissent sur les coupes sous forme de taches incolores. La production de ces îlots de nécrose paraît commandée par la présence d'hémorrhagies interstitielles.

Le stroma conjonctif du foie est intact d'ordinaire ; dans quelques cas exceptionnels on voit quelques noyaux embryonnaires de plus qu'à l'état normal ; mais cette irritation légère paraît en rapport avec des lésions profondes de la muqueuse gastrique.

L'alcool a donc porté son influence toxique uniquement sur la cellule hépatique, laissant intacts les rameaux portes et le tissu conjonctif. Cette lésion est précisément tout le contraire de celle de la cirrhose atrophique, l'hépatite de Laënnec étant caractérisée par la phlébite et la sclérose portes avec intégrité de la cellule hépatique.

Les expériences de MM. Magnan, Ruge, Pupier, Dujardin-Beaumetz et Audigé, sur des chiens, des lapins, des porcs, des gallinacés, ont eu les mêmes résultats que les nôtres. Que l'animal soit herbivore, granivore, omnivore, que l'intoxication soit de courte ou de longue durée, c'est toujours et exclusivement la cellule hépatique qui est atteinte par l'alcool ; le système porte et le tissu conjonctif restent toujours indemnes.

Dira-t-on que l'homme est sans doute le seul être chez qui l'alcool puisse déterminer la phlébite porte et la sclérose hépatique ? Il semble que cette opinion serait bien hasardée. Il paraît plus sage de rechercher si l'on n'a pas abusé de l'alcoolisme dans l'étiologie de la cirrhose de Laënnec.

Or, la clinique prouve qu'il y a, dans l'âge adulte et même dans l'enfance, des cas assez nombreux où l'alcoolisme ne peut être accusé de provoquer cette cirrhose.

D'autre part, la clinique et l'expérimentation semblent prouver que l'intoxication par le plomb est capable de produire une cirrhose atrophique. Cette intoxication n'est pas rare ; il faut la rechercher dans tous les cas d'hépatite atrophique, et peut-être éclaircira-t-elle quelquefois l'étiologie que nous cherchons.

Les scléroses du foie dues à l'impadulisme et à la syphilis ne ressemblent pas à celle de Laënnec : mais MM. Hanot et Gilbert pensent qu'une véritable atrophie granuleuse du foie peut être le fait du bacille de la tuberculose.

Si donc le saturnisme et la tuberculose sont causes de l'atrophie granuleuse du foie, voilà deux circonstances où l'alcoolisme doit perdre ses droits anciens. Mais quelle cause est en jeu quand il est impossible d'invoquer ni le saturnisme, ni la tuberculose, ni même l'alcoolisme, et l'on sait que ces cas ne sont pas très rares ? Nous pensons ici qu'il faut faire une part importante aux altérations du tube digestif. L'état de l'estomac et de l'intestin devra être noté avec soin dans tous les cas d'atrophie scléreuse de la glande hépatique. Les irritations aiguës ou chroniques de la muqueuse digestive en ouvrant la voie aux micro-organismes en contact avec elle ou aux poisons issus de ces bactéries, peuvent retentir sur le foie et y provoquer une inflammation durable des espaces périlobulaires. On peut soupçonner que certaines hépatites atrophiques reconnaissent cette pathogénie, d'où la nécessité dans tous les cas d'examiner avec soin l'état du tube gastro-intestinal.

Pour toutes ces raisons, sans nier le rôle des liqueurs spiritueuses dans la production des hépatites, nous pensons que ce rôle a été exagéré, spécialement en ce qui concerne la cirrhose atrophique qui est, pour la majorité des auteurs, exclusivement provoquée par l'abus des boissons alcooliques.

PIÈCES JUSTIFICATIVES

1re SÉRIE. — **Intoxication par des mélanges de vin et d'alcool.**

EXPÉRIENCE I. — *Intoxication chronique par un mélange progressivement croissant de vin rouge et d'alcool à 95°. Durée* 15 *mois.* — Lapin mâle, âgé de huit mois, mis en expérience le 11 mai 1890. Poids 2 kil. 460. Usage de la sonde pendant un mois. Toxique mélangé aux aliments tout le reste de l'expérience. Doses progressives de vin : de 50 à 90 gr. par jour ; idem d'alcool à 95° : de 3 à 15 grammes. Mélange toxique a toujours étét rès bien supporté. Diarrhée, ballonnement de l'abdomen au début, puis tout rentre dans l'ordre. Pas d'amaigrissement.

Urines troubles, acides, odeur très forte, non albumineuses. Mort accidentelle.

Autopsie. Foie : 70 grammes, forme régulière, augmenté légèrement de volume, ni rétracté, ni granuleux, ferme, rouge vif, pas de thrombose porte.

Estomac. — Rétracté. Parois épaisses, recouvertes de mucus. Région pylorique injectée. Epaississement néoplasique au niveau du duodénum. Pas d'ulcérations.

Intestins et *reins* sains.

Cœur normal. *Aorte* souple, non altérée.

Rate petite, rouge violacé, pèse 1 gramme.

Pas de lésions appréciables des centres nerveux.

HISTOGIQUEMENT : *Gastrite scléreuse périglandulaire avec congestion intense. Intégrité absolue de la veine porte et tissu conjonctif du foie. Dilatation des capillaires radiés ; atrophie cellulaire d'intensité moyenne.*

EXPÉRIENCE II. — *Intoxication chronique par un mélange progressivement croissant de vin rouge et d'alcool. Durée :* 6 *mois.*

Lapin mâle, adulte, mis en expérience le 20 octobre 1890.

Mélange toxique administré avec les aliments. Accoutumance rapide. Poids 1 kil. 800. Pas de troubles digestifs, ni de troubles moteurs Hyperémie très marquée des vaisseaux de l'oreille. Amaigrissement à la dernière période. Mort avec troubles digestifs.

Autopsie. Une cuillerée à café de liquide dans le péritoine.

Foie : 52 grammes. Forme conservée ; couleur rouge foncé ; consistance ferme ; ni granuleux, ni induré.

Estomac. Dilaté. Muqueuse plissée avec de longs tractus longitudinaux, recouverte de mucus épais. Ni hémorrhagie, ni ulcération.

Intestins. Dilatés remplis de matières diarrhéiques.

Pas de lésions des reins, de la rate, ni des centres nerveux.

HISTOLOGIQUEMENT : *Gastrite sléreuse périglandulaire sans congestion intégrite absolue de la gangue conjonctive du foie et de la veine porte. Dilatation des capillaires radiés. Atrophie cellulaire surtout centro-lobulaire.*

EXPÉRIENCE III. — *Intoxication chronique par des mélanges de vin et d'alcool à 95°. Durée de l'intoxication : 5 mois et 24 jours.*

Lapin mâle adulte, mis en expérience le 10 octobre 1890. Poids 2 kil. 200.

Doses quotidiennes. *Vin* de 70 à 130 grammes. *Alcool* de 15 à 20 grammes.

Administration du toxique mélangé aux aliments.

Troubles digestifs peu marqués. Parésie du train postérieur, chute de l'oreille. Hyperémie vasculaire des vaisseaux de l'oreille. Animal triste. Poil hérissé. Amaigrissement à la fin ; œil terne. Pas d'albuminurie. Mort d'inanition, refusait toute nourriture.

Autopsie. Pas d'ascite, ni d'inflammation péritonéale.

Foie : 50 grammes, forme conservée, ni granuleux, ni induré. Couleur rouge sombre. Veine porte perméable.

Estomac. Dilaté et épaissi. Hypertrophie marquée de la musculeuse. Muqueuse épaissie, non ulcérée, recouverte de mucus.

Pas de lésions de l'intestin, des reins, des poumons, du cœur. Rate petite, non indurée.

HISTOLOGIQUEMENT : *Gastrite catarrhale peu avancée. — Irritation très légère du tissu conjonctif du foie. Dilatation des capillaires radiés et atrophie cellulaire très intense. Tâches hémorrhagiques et foyers de nécrose cellulaire.*

EXPÉRIENCE IV. — *Intoxication chronique par des mélanges progressivement croissants de vins et d'alcool. Durée : 4 mois.* Lapin mâle, adulte mis en expérience le 15 octobre 1890. Poids : 3 kilogrammes. Doses : vin de 70 à 80 gram., alcool : 15 gram. Pas de troubles gastro-intestinaux ni d'ascite. Pas de trouble de la motilité ou de la sensibilité.

Urines troubles, chargées de sels, non albumineuses, mort accidentelle.

Autopsie. Foie : pèse 62 grammes, pas d'altération de forme, pas de granulations. Rien à la veine porte.

Estomac. Rétracté. Région pylorique ardoisée, muqueuse épaissie, recouverte de mucus visqueux, ni hémorrhagie, ni ulcérations.

Rate normale; *cœur, reins*, sains.

HISTOLOGIQUEMENT : *Pas de prolifération conjonctive dans le foie. Dilatation des capillaires intra-lobulaires et atrophie latérale très marquée des cellules, taches hémorrhagiques interstitielles de petit volume. Placards de nécrose cellulaire; les uns en rapport avec les hémorrhagies, les autres indépendants.*

EXPÉRIENCE V. — *Intoxication chronique par des mélanges progressivement croissants de vin et d'alcool. Durée de l'expérience : 4 mois.* — Lapin mâle, âgé de 8 mois, mis en expérience le 10 septembre 1890. Poids : 2 kil. 250. Doses : vin 40 à 160 grammes; alcool : 10 à 15 grammes, mélangés aux aliments. Parésie très marquée du train postérieur qui n'est cependant jamais arrivé à la paralysie complète. Signes de gastro-entérite, diarrhée, amaigrissement.

Autopsie. Ni ascite, ni péritonite.

Foie. 70 grammes. Gris foncé. Pas de péri-hépatite ni de granulations. Coupe gris clair, ferme.

Estomac. Paroi musculaire épaissie. Muqueuse grise présentant de nombreux replis. Pas d'ulcérations ; quelques hémorrhagies punctiformes.

Intestin : extrêmement dilaté. *Rate* petite, molle. Pas d'altération des reins ni des centres nerveux.

HISTOLOGIQUEMENT : *Intégrité du tissu conjonctif du foie et des vaisseaux. Atrophie bien marquée de la cellule hépatique avec élargissement des capillaires intra-lobulaires.*

EXPÉRIENCE VI. — *Intoxication par des doses progressives de vin rouge et d'alcool. Durée : 2 mois et demi.* — Lapin mâle, adulte, mis en expérience le 15 avril 1890. Poids : 1 kil. 540.

Doses quotidiennes : vins : 30 à 75 grammes ; alcool 2 à 10 grammes. Pendant 15 jours introduction par la sonde ; puis mélange avec les aliments.

Troubles gastro-intestinaux dès le début ; diarrhée. Amaigrissement rapide. Pas de troubles moteurs.

Autopsie. Foie : 70 grammes. Forme normale, pas d'épaississement de la capsule de Glisson. Pas d'induration, ni de granulations. Veine porte libre.

Estomac. Petit. Vascularisation sous-péritonéale. Muqueuse blanc jaunâtre, peu épaissie, ni hémorrhagies, ni ulcérations.

Gros intestin très ballonné : Rempli de matières diarrhéiques fétides.

Reins, rate, cœur sains.

HISTOLOGIQUEMENT : *Aucune irritation du tissu conjonctif ni des vaisseaux du foie. Atrophie de la cellule et dilatation des capillaires ; petits foyers hémorrhagiques multiples.*

EXPÉRIENCE VII. — *Intoxication par des doses progressives de vin et d'alcool. Durée : 2 mois et 5 jours.* — Lapin mâle mis en expérience le 10 septembre 1890, Poids 2 k. 100. Doses quotidiennes : vin, 40 à 80 grammes ; alcool, 8 à 15 gr. Mélange avec les aliments. Ni troubles gastriques ni péritonite.

Paralysie du train postérieur complète à la fin de l'expérience. Mouvements convulsifs des pattes de derrière pendant la période ébrieuse. Mort de froid.

Autopsie. — Une cuillerée à soupe de liquide jaune dans le péritoine. Foie : 68 grammes, forme normale, couleur lie de vin, congestionné à la coupe. Pas de granulations ni d'épaississements de la capsule.

Estomac. — Dilaté, muqueuse gris pâle avec de nombreuses plicatures. Ni ulcérations ni hémorrhagies.

Intestin. — Surtout le gros, congestionné et dilaté. Pas de lésions des reins ni du cœur.

HISTOLOGIQUEMENT : *Gastrite catarrhale superficielle et congestion. Intégrité de la trame conjonctive vasculaire du foie. Congestion capillaire sans hémorrhagies. Atrophie de la cellule hépatique.*

EXPÉRIENCE VIII. — *Intoxication par des doses croissantes de vin rouge et d'alcool. Durée de l'expérience : 3 mois et 5 jours.* — Lapin mâle âgé de 7 mois, poids 1910 grammes. Doses quotidiennes progressives : Vin, 50 à 100 grammes ; alcool à 95°,3 à 15 grammes. Mélange donné avec les aliments.

Pas de troubles gastro-intestinaux. Paraplégie complète au bout de 2 mois avec incontinence d'urine passagère. Pas d'albuminerie, Mort par le progrès de l'intoxication.

Autopsie. — Pas de lésions péritonéales. *Foie*, 58 grammes, pas de périhépatite ni de granulations, veine porte libre, parenchyme grisâtre, sec.

Estomac. Epaississement de la région pylorique, muqueuse gris rosé avec plis très accusés, ni ecchymoses, ni ulcérations.

Pas de lésions des autres organes ni de l'aorte.

HISTOLOGIQUEMENT : *Pas d'hypertrophie conjonctive du foie. Intégrité des vaisseaux. Atrophie très marquée de la cellule hépatique et élargissement des capillaires radiés.*

EXPÉRIENCE IX. — *Intoxication par un mélange de vin rouge et d'alcool.* Durée de l'expérience 1 mois. — Lapine adulte, mise en expérience le 15 avril 1890. Poids : 1 kilogr. 395. C'est un des premiers animaux mis en expérience ; nous nous sommes servis de la sonde pour introduire le toxique dans l'estomac.

Période d'excitation très marquée après l'injection : durée une demi-heure. Période comateuse de 8 heures.

Parésie du train postérieur au bout de 15 jours. Amaigrissement rapide ; mort par intoxication aiguë.

Autopsie : *Foie* : 59 grammes. Coloration brun foncé. Très congestionné, ni granuleux ni induré.

Estomac : Distendu par des gaz. Muqueuse violacée avec quelques sugillations sanguines. Couche épaisse de mucus.

Dilatation très intense du gros intestin. Rate et cœur normaux.

HISTOLOGIQUEMENT : *Intégrité du stroma conjonctivo-vasculaire du foie. — Congestion du foie surtout sous-capsulaire. — Atrophie très marquée de la cellule.*

EXPÉRIENCE X. — *Intoxication par le vin rouge et l'alcool. Durée de l'expérience : 17 jours.* — Lapin mâle, adulte, mis en expérience le 4 septembre 1890. Poids : 1,900 gr.

Doses progressives : Vin, 50 à 70 gr. ; alcool, 5 à 7. Usage de la sonde. Réaction intense. Coma alcoolique, d'une durée de 2 heures. Paralysie du train postérieur le 10e jour de l'expérience. Mort de froid.

Autopsie. Foie : 60 gram. ; forme normale. Brun, violacé, uni, non granulé, non induré. Congestion vasculaire. Veine porte perméable.

Estomac. Distendu par des aliments d'odeur fortement alcoolique. Vascularisation de la région cardiaque. Pas de mucus à la surface. Pas de lésion de l'intestin, du rein, ni du cœur.

Histologiquement : *Trame conjonctivo-vasculaire du foie normale. Dilatation légère des capillaires intra-lobulaires. Atrophie légère des cellules hépatiques.*

Expérience XI. — *Intoxication par le vin rouge et l'alcool. Durée : 16 jours.* — Lapin mâle, adulte. Poids : 2 kil. 830. Mis en expérience le 24 août 1890.

Doses progressives quotidiennes : Vin, 50 gr. ; alcool, 6 à 10 gr. Usage de la sonde.

Ballonnement de l'abdomen et diarrhée. Pas d'ascite. Pas de troubles de la motilité. Mort par suite de l'acuité de l'intoxication.

Autopsie. — Foie : 70 grammes, volumineux, turgide, non déformé. Parenchyme noir et congestionné. Veine porte gorgée de sang.

Estomac. De volume ordinaire. Région pylorique rouge sombre. Très légère couche de mucus sur la muqueuse.

Poumons congestionnés avec ecchymoses sous-pleurales.

Histologiquement : *Intégrité du stroma conjonctif et des vaisseaux du foie. Congestion partielle, surtout sous-capsulaire. Dilatation générale des capillaires radiés. Atrophie cellulaire diffuse.*

Expérience XII. — *Intoxication par le vin et l'alcool. Durée : 10 jours.* — Lapine adulte, mise en expérience le 15 avril 1890. Poids : 1 kil. 530.

Doses quotidiennes : Vin, 50 à 70 gr. ; alcool, 5 à 7. Usage de la sonde. Réaction intense. Coma alcoolique ; dura 2 heures. Paralysie du train.

Autopsie. — Foie : 59 gr. Surface brun clair, rouge à la coupe ; sang sort en grande quantité par les vaisseaux. Estomac congestionné vers le pylore.

Histologiquement : *Tissu conjonctif du foie absolument normal. Dilatation légère des capillaires radiés. Quelquee foyers hémorrhagiques. Atrophie du protoplasma avec conservation du contour cellulaire.*

Expérience XIII. — *Intoxication par le vin et l'alcool. Durée de l'expérience : 4 jours.*

Lapin adulte, mis en expérience le 10 avril 1890.

Dose de vin : 30 gr., d'alcool 4, emploi de la sonde, a supporté très mal l'intoxication et a succombé au bout de 4 jours avec des phénomènes aigus.

Autopsie. — *Foie :* 65 grammes. Arborisations vasculaires sous la capsule. Noir à la coupe, congestionné.

Estomac. Très dilaté, vive injection de la muqueuse.

HISTOLOGIQUEMENT : *Congestion intense du foie avec dilatation des capillaires. Aplatissement très léger des cordons cellulaires.*

2e SÉRIE. — **Intoxication par l'alcool seul.**

EXPÉRIENCE XIV. — *Intoxication par l'alcool éthylique à 95°. Durée de l'expérience : 7 mois et demi.*

Lapin mâle, adulte. Poids 2 kil. 850. Mis en expérience le 2 octobre 1890.

Dose quotidienne d'alcool, 15-18 grammes, mélangé aux aliments.

Période d'excitation assez marquée, suivie d'un état de demi-stupeur. Diarrhée légère, surtout à la fin. Pas de phénomènes paralytiques. Mort par gastro-entérite.

Autopsie. — Pas d'ascite, ni d'épaississement du péritoine.

Foie : 56 grammes. Forme normale, ni dur, ni rétracté. Coloration brun noirâtre.

Estomac. — Petit, rétracté. Longs plis transversaux de la muqueuse épaissie. Deux petites ulcérations lenticulaires au niveau du grand cul-de-sac. Anses intestinales dilatées. Congestion intense de la muqueuse du gros intestin.

Pas de lésions rénales. Cœur non graiseux. Aorte souple.

HISTOLOGIQUEMENT : *Infiltration embryonnaire notable dans les espaces portes, peu marquée dans les fissures. Atrophie des cellules hépatiques. Elargissement des capillaires intralobulaires.*

EXPÉRIENCE XV. — *Intoxication par l'alcool éthylique à 95°. Durée de l'expérience : 7 mois.*

Lapin mâle, adulte. Mis en expérience le 10 octobre 1890. Poids 2 kil. 550.

Dose quotidienne : de 15 à 18 grammes d'alcool. Les 15 premiers jours, introduction dans l'estomac par la sonde, le reste du temps mélange avec les aliments, le matin à jeun. Au début, phénomènes réactionnels intenses et longue période de coma. Accoutumance rapide. Diarrhée légère et par intervalles.

Parésie du train postérieur qui persiste jusqu'à la mort.

Anesthésie des pattes de derrière. Conjonctivite gauche et dépoli de la cornée, petite taie blanche.

Autopsie. — *Foie :* 55 grammes. Rouge sombre ; ni périhépatite, ni granulaions. Congestionné à la coupe.

Estomac. — Rétracté. Parois très épaissies (5 millim. au niveau de la grande courbure). Quelques hémorrhagies sous-muqueuses disséminées. Plis longitudinaux grisâtres.

Reins, cœur, aorte : normaux.

HISTOLOGIQUEMENT : *Intégrité du stroma conjonctivo-vasculaire du foie. Atrophie très marquée de la cellule hépatique. Dilatation des capillaires du lobule, surtout autour des veines sus-hépatiques.*

3e Série. — **Intoxication par le vin seul.**

Expérience XVI. — *Intoxication chronique par le vin. Durée de l'expérience : 9 mois.* — Lapin mâle, adulte, mis en expérience le 10 septembre 1890. Poids : 1 kilogr. 250.

Doses quotidiennes : de 40 à 300 gr. Toxique donné mélangé aux aliments, Parésie progressive des membres antérieurs. Paralysie unilatérale des muscles du cou. Déviation de la tête. Hyperesthésie du train postérieur ; troubles trophiques à l'extrémité des pattes.

Pseudo-tuberculose des fosses nasales.

Mort par cachexie progressive.

Autopsie. — Ni ascite, ni péritonite. *Foie :* 64 gr. Ni dur, ni granuleux ; violacé, congestionné. Veine porte libre.

Estomac. Rétracté. Épaississement énorme des tuniques ; une ulcération minime sur la grande courbure.

Pas de lésions de la rate, des reins ni du cœur.

Histologiquement : *Gastrite catarrhale superficielle avec épaississement de la tunique musculaire. Intégrité de la trame conjonctivo-vasculaire du foie. Atrophie très prononcée de la cellule hépatique. Élargissement correspondant des capillaires intralobulaires.*

Expérience XVII. — *Intoxication chronique par le vin. Durée de l'expérience : 8 mois.* — Lapin mâle, adulte, mis en expérience le 1er septembre 1890. Poids : 2 kilogr. 310.

Doses quotidiennes de vin : 70 gr. à 160 gr., donné mélangé aux aliments. Paralysie persistante de l'oreille gauche avec anesthésie et chute des poils.

Injection vasculaire de l'œil droit ; insensibilité du globe oculaire de ce côté ; pas de troubles trophiques cornéens.

Mort par les progrès de l'intoxication.

Autopsie. — *Foie :* 55 gr. Forme normale. Brun foncé. Congestionné.

Estomac. — Dilaté ; parois épaissies. Pas de lésions hémorrhagiques ou ulcéreuses à l'œil nu.

Pas d'altération des reins, des poumons ou du cœur.

Histologiquement : *Gastrite catarrhale intense avec atrophie des glandes et hémorrhagies de la muqueuse. Intégrité absolue des vaisseaux et du stroma hépatique. Atrophie de la cellule hépatique ; congestion du parenchyme et îlots de nécrose cellulaire.*

Expérience XVIII. — *Intoxication chronique par le vin. Durée : 7 mois.* — Lapin mâle, adulte. Mis en expérience le 10 octobre 1890. Poids : 2 kil. 350.

Doses progressives de vin : 70 à 140 grammes.

Pas de troubles moteurs ou sensitifs. Amaigrissement pendant le dernier mois. Mort par les progrès de l'intoxication.

Autopsie. — *Foie :* 58 gr. Surface lisse, non granuleuse. Congestion marquée à la coupe.

Estomac. — Rétracté. Épaississement de la muqueuse qui présente de longs plis parallèles. Sugillations hémorrhagiques et petites ulcérations juxta-cardiaques.

HISTOLOGIQUEMENT : *Irritation embryonnaire très légère dans l'espace porte. Atrophie de la cellule aboutissant par places à une disparition complète. Elargissement des capillaires intra-lobulaires.*

4e SÉRIE. — **Intoxication par la liqueur d'absinthe.**

EXPÉRIENCE XIX. — *Intoxication chronique par la liqueur d'absinthe. Durée : 3 mois.* — Lapin mâle, âgé de 6 mois, mis en expérience le 25 juin 1891. Poids : 1 kilogr. 600.

La liqueur mise en usage a été la liqueur dite « Absinthe Suisse » étendue d'une fois son volume d'eau. Doses quotidiennes progressives : 20 à 40 c. c.

Pas de troubles moteurs. Hyperesthésie cutanée très manifeste.

Autopsie. — *Foie :* 63 gr. Forme conservée. Surface lisse, capsule non épaissie. Coloration rouge foncé du parenchyme à la coupe.

Estomac. — Volume normal. La muqueuse présente des replis très nombreux, grisâtres, ayant l'aspect de circonvolutions. Œdème de la tunique sous-muqueuse. Pas d'ulcérations, ni d'hémorrhagies.

HISTOLOGIQUEMENT : *Infiltration embryonnaire très minime de l'espace porte. Atrophie cellulaire commençante. Elargissement léger des capillaires intra-lobulaires.*

TABLE DES MATIÈRES

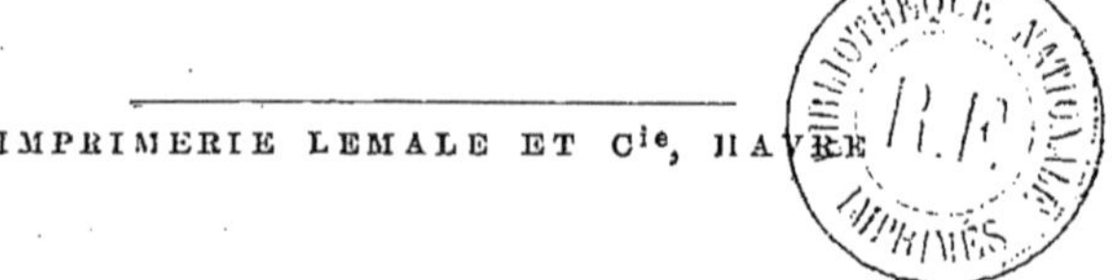
IMPRIMERIE LEMALE ET Cie, HAVRE

A LA MÊME LIBRAIRIE

ARNOULD, ancien interne des hôpitaux. — **Contribution à l'étude de l'hydronéphrose.** Prix........

AUDAIN, ancien interne des hôpitaux. — **De l'hémostase préventive dans les opérations chirurgicales.** Prix........ 4 fr.

BOUFFE DE St-BLAISE, ancien interne des hôpitaux. — **Des lésions anatomiques que l'on rencontre dans l'éclampsie puerpérale.** Prix. 7 fr.

BUSCARLET, ancien interne des hôpitaux. — **La greffe osseuse chez l'homme et l'implantation d'os décalcifiés.** Prix........ 5 fr.

CARTIER, ancien interne des hôpitaux. — **Glycosuries toxiques et en particulier intoxication par le nitrate d'urane.** Prix........ 4 fr.

CHEVALIER, ancien interne des hôpitaux. — **De l'intervention chirurgicale dans les tumeurs malignes du rein.** Prix........ 7 fr.

CIVEL, ancien interne des hôpitaux. — **De la trachéotomie préventive avec tamponnement du pharynx dans les opérations intéressant la bouche et la cavité pharyngienne.** Prix........ 3 fr.

DAGRON, ancien interne des hôpitaux. — **De l'occlusion intestinale par calcul biliaire.** Prix........ 3 fr.

GAMPERT, ancien interne des hôpitaux. — **Traitement de l'amygdalite lacunaire par la discission des amygdales.** Prix........ 3 fr.

LÉTIENNE, ancien interne des hôpitaux. — **De la bile à l'état pathologique** (avec 2 planches en chromolithographie). Prix........ 5 fr.

MACON, ancien interne des hôpitaux. — **Contribution à l'étude des résultats de la résection du genou.** Prix........ 4 fr.

MALLET, ancien interne des hôpitaux. **Contribution à l'étude de l'épilepsie syphilitique.** Prix........ 3 fr. 50.

MARQUÉZY, ancien interne des hôpitaux. — **Des difficultés du diagnostic des fibromes de la paroi postérieure de l'utérus dans le travail de l'accouchement.** Prix........ 3 fr.

MOREL, ancien interne des hôpitaux. — **Contribution à l'étude de la diphtérie.** Prix........ 3 fr. 50

OUSTANIOL, ancien interne des hôpitaux. — **Contribution à l'étude des méninges rachidiennes.** Prix........ 6 fr.

POULALION, ancien interne des hôpitaux. — **Les pierres du poumon de la plèvre et des bronches, et la pseudo-phtisie pulmonaire d'origine calculeuse.** Prix........ 7 fr.

PROST, ancien interne des hôpitaux. — **Contribution à l'étude des myopathies syphilitiques.** Prix........ 2 fr. 50

PILLIET, ancien interne des hôpitaux. — **Etude d'histologie pathologique sur la tuberculose expérimentale et spontanée du foie.** Prix........ 4 fr.

REPIN, ancien interne des hôpitaux. — **Origine parthénogénétique des kystes dermoïdes de l'ovaire.** Prix........ 4 fr.

ROUFFINET, ancien interne des hôpitaux. — **Essai clinique sur les troubles oculaires dans la maladie de Friedreich et sur le rétrécissement du champ visuel dans la syringomyélie et la maladie de Morvan.** Prix........ 2 fr.

ROUSSEL, ancien interne des hôpitaux. — **De l'actinomycose chez l'homme en France.** Prix........ 3 fr.

THOMAS, ancien interne des hôpitaux. — **De l'antisepsie appliquée au traitement des affections parasitaires de la bouche et des dents. Rôle des micro-organismes dans ces affections.** Prix........ 6 fr.

TUILANT, ancien interne des hôpitaux. — **De la névrite puerpérale.** Pr. 2 fr. 50.

VASSAL, ancien interne des hôpitaux, **Contribution à l'étude de la paralysie alcoolique et en particulier des formes généralisées.** Pr.. 3 fr.

IMPRIMERIE LEMALE ET Cie, HAVRE

www.ingramcontent.com/pod-product-compliance
Ingram Content Group UK Ltd.
Pitfield, Milton Keynes, MK11 3LW, UK
UKHW020302220726
13923UKWH00002B/993